뇌졸중 손·팔 재활 교과서

YASASHII ZUKAI "KAWAHIRA-HO" KETTEIBAN!
KATEI DE DEKIRU NOSOCCHU HENMAHI NO RIHABILI
Supervised by Kazumi KAWAHIRA
© 2025 Kazumi KAWAHIRA
All rights reserved.
Illustration by Minako SATO
Original Japanese edition published by SHOGAKUKAN.
Korean translation rights in Korea arranged with SHOGAKUKAN
through THE SAKAI AGENCY and ENTERS KOREA CO., LTD.

이 책의 한국어판 저작권은 ㈜엔터스코리아를 통해 저작권자와 독점 계약한 보누스출판사에 있습니다.
저작권법에 의하여 보호를 받는 저작물이므로 무단전재와 무단복제를 금합니다.

뇌졸중 손·팔 재활 교과서

누우면 죽고 움직이면 산다

가와히라 가즈미 감수 | 장하나 옮김

시작하며

촉통반복요법('가와히라법')은 뇌졸중 발병 후 생긴 편마비(한쪽마비)의 회복을 촉진하는 치료법으로, 현재까지 제기된 치료법 가운데 마비에서 회복되는 것을 증명한 몇 안 되는 치료법 중 한 가지입니다. 촉통반복요법의 놀라운 치료 효과는 NHK 스페셜에 방영되면서 큰 반향을 불러일으켰습니다. 그 후에도 신문이나 주간지에서 잇따라 거론되며 뇌졸중 후유증을 겪는 많은 분으로부터 촉통반복요법을 처치받고 싶다는 문의를 받았습니다.

필자는 몇 년 전부터 촉통반복요법을 보급하기 위해 《편마비 회복을 위한 운동 요법》이라는 전문 서적을 발간하고, 전국 각지에서 실기강습회를 개최하며, 재활센터나 병원에서 근무하는 물리치료사, 작업치료사를 대상으로 강좌를 실시하고 있었지만, 모든 요구에 부응하기란 쉽지 않은 상황이었습니다.

이에 '가정에서도 무리 없이 촉통반복요법을 시행할 수 있는 방법이나 주의사항을 초보자도 알기 쉽게 해설한 책이 있으면 좋겠다'고 원하는 분들이 많아서 성원에 보답하는 마음으로 이 책을 세상에 내놓게 되었습니다. 사실 의학지식이 없는 사람이 촉통반복요법을 시행했을 경우, 통증이나 관절 장애를 일으키지 않을까 하는 우려도 있었습니다. 하지만 마비 증상을 개선하고 싶은데 가까운 시설에 촉통반복요법을 습득한 물리치료사나 작업치료사가 없거나 의료보험제도의 제약으로 이 치료를 받지 못하는 많은 분을 돕고 싶었습니다. 그래서 마비된 손과 팔을 개선하는 치료 위주로 초보자도 무리하지 않는 범위 내에서 비교적 안전하게 할 수 있는 치료법을 추려서 이 책에 담았습니다. '통증이나 불쾌감이 없는 범위에서 실시하고, 강한 힘을 가하지 않는다'는 점만 지켜준다면 테크닉은 다소 부족할지라도 환자의 팔 움직임이나 보행에 큰 도움이 될 것입니다.

뇌졸중으로 인한 마비가 어디까지 회복될지는 뇌의 손상 부위와 크기, 뇌 손상에 따른 마비와 감각장애, 고차원적인 뇌 기능 장애의 정도, 지금까지 받은 재활 치료의 내용, 발병 후 기간 등에 따라 다릅니다.

대뇌는 우리가 살아가는 동안 걷고, 젓가락을 사용하는 것처럼 손과 발을 원활히 움직이고 생각한 바를 곧바로 실행할 수 있는 훌륭한 기능을 갖추고 있습니다. 보행과 젓가락 사용 같은 작업을 컴퓨터로 수행하려면 고성능의 방대한 프로그램이 필요합니다. 뇌졸중으로 끊어진 신경회로를 다시 연결하는 일은, 다시 말해 일부 단선된 고성능 컴퓨터 프로그램을 사람의 손으로 다시 재조립하는 작업과 비슷합니다.

촉통반복요법은 '치료를 행하는 즉시 편마비가 낫는다'라거나 '움직이지 않던 손가락이 갑자기 움직인다' 같은 마법의 재활 치료는 아닙니다. 하지만 건측 동작 훈련(마비가 없는 건측으로 일상생활을 한다), 우세손 교환(마비가 없는 쪽 손으로 글씨 쓰기나 젓가락질을 사용할 수 있도록 한다), 보조기나 지팡이를 이용한 안정성 있는 보행, 마비된 팔다리의 근육 경직 예방 같은 활동을 통해 환자가 지금보다 조금이라도 더 편하게 생활할 수 있도록 활동 범위를 차츰 넓혀가는 것을 목표로 삼는 실질적인 재활법입니다.

가와히라 가즈미

차례

시작하며 · 4

이 책에서 사용하는 용어 · 8

가정용 프로그램
목표는 일상생활 동작

목표 1 옷 입고 벗기 · 12

목표 2 얼굴 닦기 · 14

목표 3 문손잡이 돌리기 · 16

목표 4 컵 쥐기 · 18

목표 5 약봉지 들기 · 20

목표 6 작은 물건 집기 · 22

목표 7 발 떼기 · 24

가정용 트레이닝
즐거운 마음으로 100번 이상 반복하기

트레이닝 ① 어깨 : 어깨뼈 움직이기 Ⅰ · 28

트레이닝 ② 어깨 : 어깨뼈 움직이기 Ⅱ · 30

트레이닝 ③ 어깨 : 어깨뼈 움직이기 Ⅲ · 32

트레이닝 ④ 어깨 : 어깨관절 움직이기 · 34

트레이닝 ⑤ 어깨 : 어깨와 팔꿈치의 움직임 분리하기 · · · · · · · · · · · · 36

트레이닝 ⑥ 어깨 : 팔을 비스듬히 올리기 · 38

트레이닝 ⑦	**어깨** : 팔을 비스듬히 올렸다 내렸다 하기	40
트레이닝 ⑧	**손** : 팔꿈치 구부리고 펴기	44
트레이닝 ⑨	**손** : 팔 엎침하기	48
트레이닝 ⑩	**손** : 팔 뒤침하기	52
트레이닝 ⑪	**손가락** : 손가락 벌리기	56
트레이닝 ⑫	**손가락** : 손목 젖히기	60
트레이닝 ⑬	**손가락** : 손가락 펴고 손목 젖히기	64
트레이닝 ⑭	**손가락** : 손가락 경직 막기	68
트레이닝 ⑮	**손가락** : 엄지손가락을 손바닥 쪽으로 펴기	72
트레이닝 ⑯	**손가락** : 손가락을 바깥쪽으로 펴기	76
트레이닝 ⑰	**손가락** : 엄지손가락과 새끼손가락 맞섬시키기	80
트레이닝 ⑱	**손가락** : 둘째 손가락만 펴기	82
트레이닝 ⑲	**손가락** : 가운뎃손가락만 펴기	86
트레이닝 ⑳	**손가락** : 각 손가락 구부리고 펴기	90

가정에서 할 수 있는 다른 방법 ········· 96

끝마치며 ········· 98

일러스트에 있는 기호는?

이 책에서는 보호자가 실시하는 기술을 기호로 표시합니다. 그림에 있는 기호는 다음과 같은 뜻이므로 지시를 따라 하세요.

◉ 민다·누른다　🖐 두드린다　⬆ 문지른다·미끄러뜨린다　↑ 움직인다　↻ 돌린다

이 책에서 사용하는 용어

이 책은 가정에서 이루어지는 가족의 도움을 전제로 하므로, 되도록 전문용어를 사용하지 않고 설명합니다. 불가피하게 전문용어를 사용하는 경우는 부연 설명을 넣었습니다.

신체 부위를 나타내는 용어

위팔과 아래팔

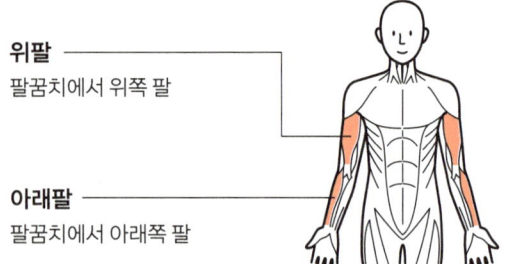

위팔
팔꿈치에서 위쪽 팔

아래팔
팔꿈치에서 아래쪽 팔

위팔두갈래근과 위팔세갈래근

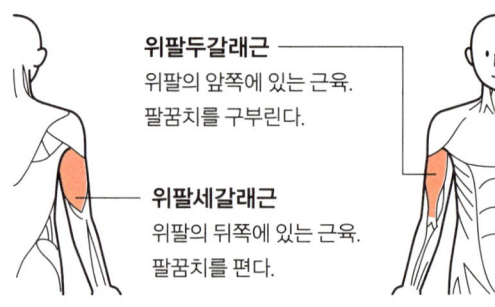

위팔두갈래근
위팔의 앞쪽에 있는 근육.
팔꿈치를 구부린다.

위팔세갈래근
위팔의 뒤쪽에 있는 근육.
팔꿈치를 편다.

어깨뼈 안쪽모서리·가쪽모서리

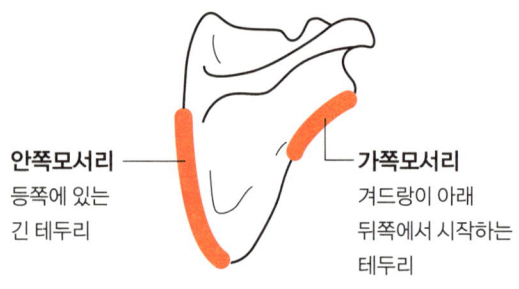

안쪽모서리
등쪽에 있는
긴 테두리

가쪽모서리
겨드랑이 아래
뒤쪽에서 시작하는
테두리

손바닥에서 볼록한 부분

새끼두덩
새끼손가락의
뿌리 부분에 있으며
새끼손가락을
움직이는 근육이
모여 있다.

엄지두덩
엄지손가락의
뿌리 부분에 있으며
엄지손가락을 움직이는
근육이 모여 있다.

세모근과 어깨관절

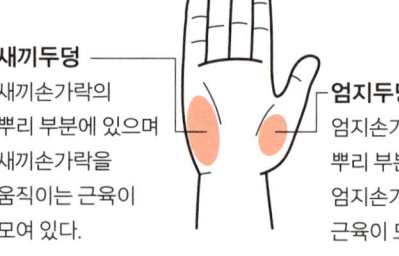

어깨관절
어깨뼈관절오목(어깨뼈의 가쪽 끝에 있는 오목한 곳)과 위팔뼈머리(위팔뼈의 끝)가 접하는 면으로, 봉우리(견갑골의 끝) 아래에 있다. 근육 무리에 의해 안정되지만 마비가 있으면 불안정해진다.

세모근
어깨관절을 덮는 근육.
아래에 어깨관절이 있다.

위팔뼈　**어깨뼈**

손가락 관절

이 책에서는 손끝부터 차례로 '제1관절', '제2관절' '손허리손가락관절(뿌리 부분)'이라고 부르기로 한다. 따라서 엄지손가락의 관절은 '제1관절'과 '손허리손가락관절'로 구성된다.

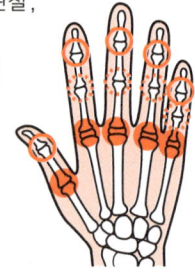

○ 제1관절
◌ 제2관절
● 손허리손가락관절

어깨와 손을 움직이는 방향과 움직임 용어

어깨관절의 모음·벌림

차렷 자세에서 손을 몸 앞쪽으로 움직일 때 어깨관절은 '모음'하고, 바깥쪽으로 움직일 때 어깨관절은 '벌림'한다.

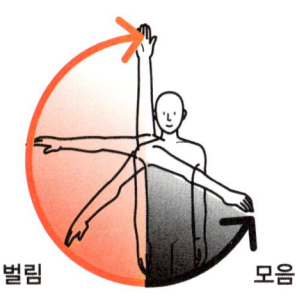

벌림   모음

측면 집기

엄지손가락과 집게손가락의 측면으로 물건을 집는 동작

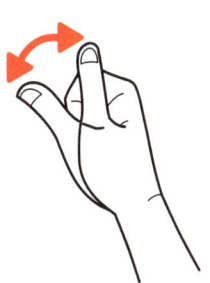

아래팔의 엎침·뒤침

본인 기준에서 엄지손가락을 안쪽으로 돌려 손등을 보이게 하는 동작을 '엎침', 엄지손가락을 바깥쪽으로 돌려 손바닥을 보이게 하는 동작을 '뒤침'이라고 한다. '아래팔을 안쪽으로' 돌리면 아래팔은 '엎침'하고, '아래팔을 바깥쪽으로' 돌리면 아래팔은 '뒤침'한다.

엎침   뒤침

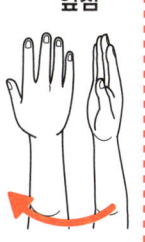 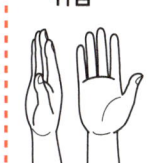

맞섬

엄지손가락이 다른 손가락과 만나는 형태

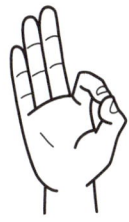 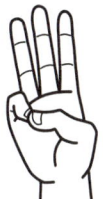 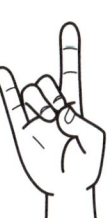

손목관절의 손바닥쪽 굽힘·손등쪽 굽힘

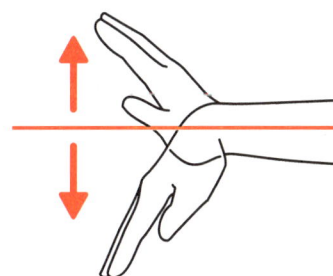

손등쪽 굽힘
손목을 손등 쪽으로 젖히는 동작

손바닥쪽 굽힘
손목을 손바닥 쪽으로 굽히는 동작

어깨관절의 굽힘·폄

차렷 자세에서 몸 앞으로 팔을 들어 올리면 어깨관절은 '굽힘'하고, 뒤쪽으로 들어 올리면 '폄'한다.

엄지손가락의 벌림

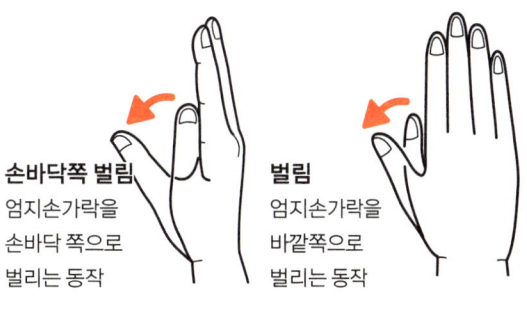

손바닥쪽 벌림
엄지손가락을 손바닥 쪽으로 벌리는 동작

벌림
엄지손가락을 바깥쪽으로 벌리는 동작

가정용 프로그램

목표는 일상생활 동작

이 프로그램은 가정에서 가족과 함께 할 수 있도록 짜여 있습니다.
프로그램의 목표는 '옷 입고 벗기', '얼굴 닦기' 같은
일상생활에 필요한 기본 동작을 회복하는 것입니다.
목표별 추천 트레이닝을 조합하여 프로그램을 제시하므로
스스로 움직일 수 있는 부위나 정도에 따라 26쪽~95쪽에서
소개하는 트레이닝을 적절히 넣거나 빼주세요.

가정용 프로그램(10쪽~25쪽)의 사용법

- 뇌졸중으로 인한 편마비 환자의 일상생활 동작을 개선하기 위해 7가지 목표를 세웠습니다.
- '목표 1'에서 '목표 6'에 걸쳐 각 목표에 맞는 프로그램을 소개합니다.
- '목표 1'에서 '목표 6'까지는 팔과 손의 단계적 개선을 통해 일상생활 동작을 회복하는 것을 다루고 있습니다. 목표 번호의 숫자가 커질수록 자발적 움직임이 더 많이 필요하므로 자발적 움직임이 가능한 분이 대상입니다. 다만 다른 사람의 도움이 필요한 분이라도 목표로 삼고 싶은 일상 동작을 선택하여 프로그램을 시도해 볼 수 있습니다.
- 추천 트레이닝의 내용은 가정용 트레이닝(26쪽~95쪽)을 참조하세요. 트레이닝은 어깨, 손, 손가락 순으로 정리되어 있습니다. 같은 부위의 트레이닝에서는 숫자가 클수록 자발적 움직임이 가능한 분이 대상입니다.
- '목표 7'에서는 보행 동작의 개선을 다루고, 추천 트레이닝도 함께 소개합니다.
- '추천 트레이닝부터 시작했는데도 마비 쪽 손발이 움직이지 않는다', '통증이 있다'와 같은 경우라면 해당 트레이닝 번호를 건너뛰고, 타동적 움직임을 주는 훈련부터 시작해 주세요. 가정용 전동 마사지기나 저주파치료기를 조합한 트레이닝(97쪽)도 추천합니다.
- 일러스트 '개선되면 좋은 점'은 목표로 삼은 동작을 나타냅니다.
- 일러스트는 오른쪽 마비에 대한 케어를 그렸습니다. 왼쪽 마비는 그림과 반대로 하면 됩니다.

해당 동작이
잘 안 되는 이유를
그림으로 설명

목표로 삼은
일상생활 동작

해설

목표로 삼은 동작을
그림으로 설명

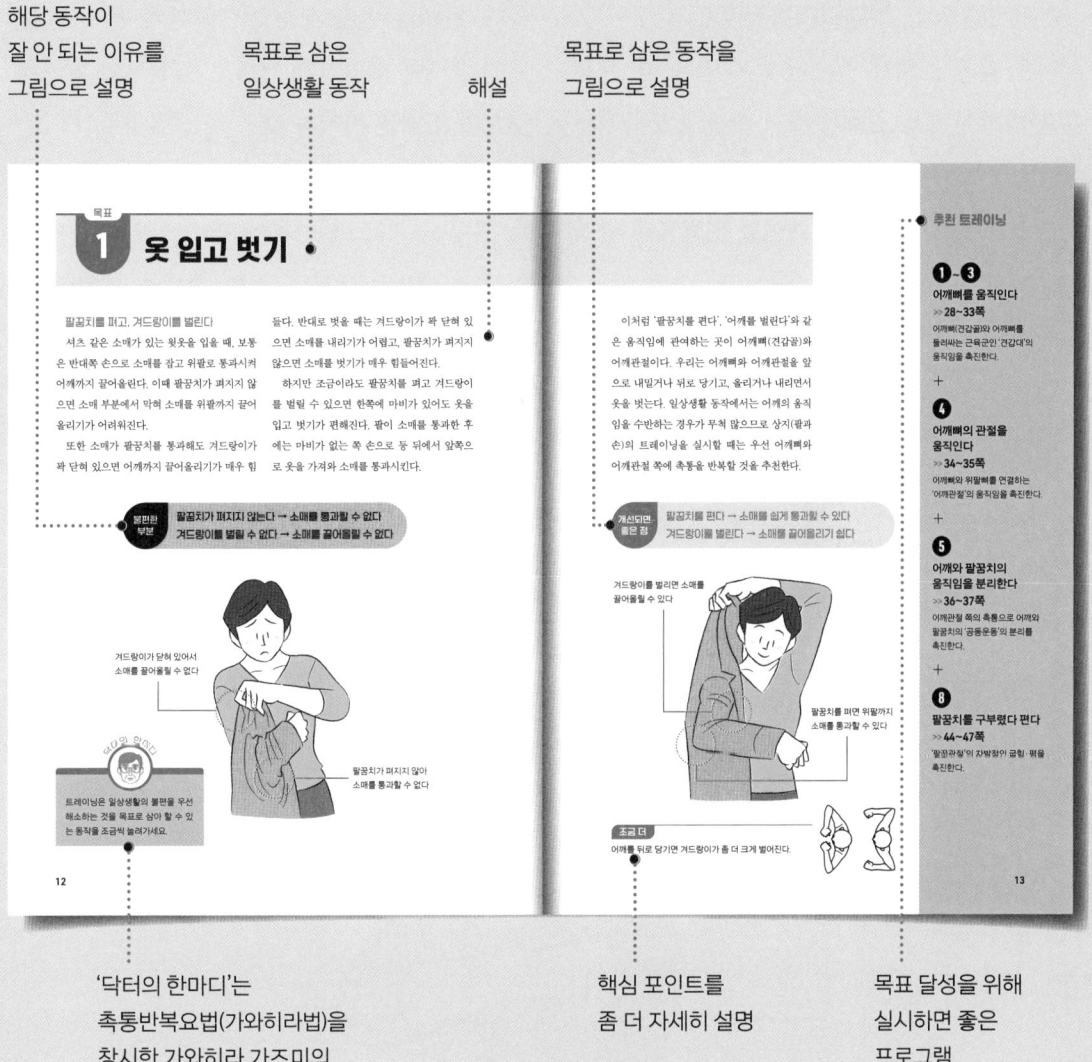

'닥터의 한마디'는
촉통반복요법(가와히라법)을
창시한 가와히라 가즈미의
어드바이스

핵심 포인트를
좀 더 자세히 설명

목표 달성을 위해
실시하면 좋은
프로그램

목표 1 옷 입고 벗기

팔꿈치를 펴고, 겨드랑이를 벌린다

셔츠 같은 소매가 있는 윗옷을 입을 때, 보통은 반대쪽 손으로 소매를 잡고 위팔로 통과시켜 어깨까지 끌어올린다. 이때 팔꿈치가 펴지지 않으면 소매 부분에서 막혀 소매를 위팔까지 끌어올리기가 어려워진다.

또한 소매가 팔꿈치를 통과해도 겨드랑이가 꽉 닫혀 있으면 어깨까지 끌어올리기가 매우 힘들다. 반대로 벗을 때는 겨드랑이가 꽉 닫혀 있으면 소매를 내리기가 어렵고, 팔꿈치가 펴지지 않으면 소매를 벗기가 매우 힘들어진다.

하지만 조금이라도 팔꿈치를 펴고 겨드랑이를 벌릴 수 있으면 한쪽에 마비가 있어도 옷을 입고 벗기가 편해진다. 팔이 소매를 통과한 후에는 마비가 없는 쪽 손으로 등 뒤에서 앞쪽으로 옷을 가져와 소매를 통과시킨다.

불편한 부분
- 팔꿈치가 펴지지 않는다 → 소매를 통과할 수 없다
- 겨드랑이를 벌릴 수 없다 → 소매를 끌어올릴 수 없다

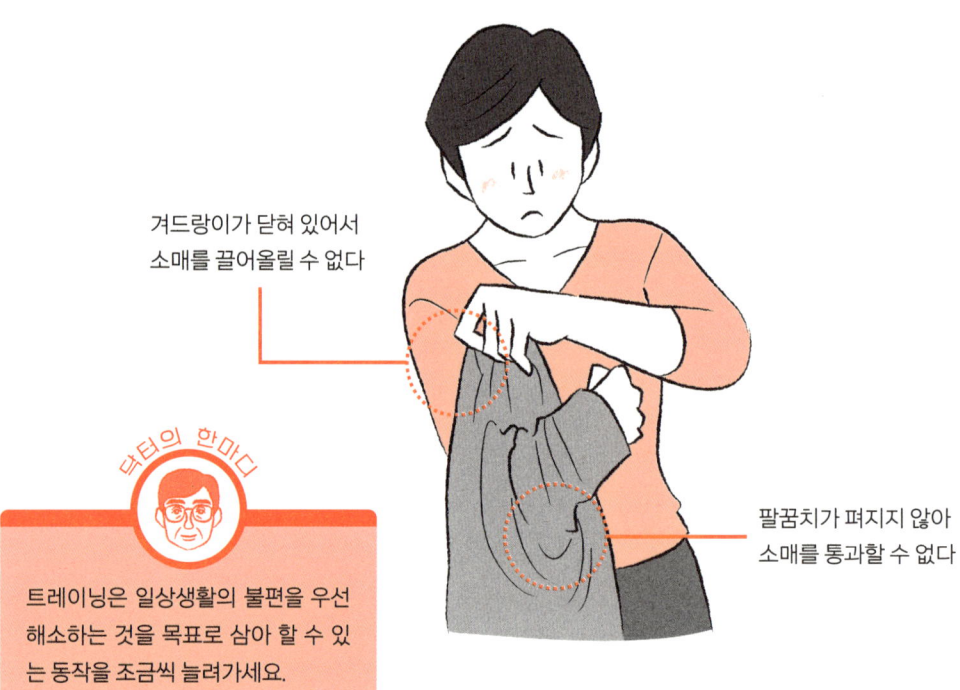

겨드랑이가 닫혀 있어서 소매를 끌어올릴 수 없다

팔꿈치가 펴지지 않아 소매를 통과할 수 없다

닥터의 한마디

트레이닝은 일상생활의 불편을 우선 해소하는 것을 목표로 삼아 할 수 있는 동작을 조금씩 늘려가세요.

이처럼 '팔꿈치를 편다', '어깨를 벌린다'와 같은 움직임에 관여하는 곳이 어깨뼈(견갑골)와 어깨관절이다. 우리는 어깨뼈와 어깨관절을 앞으로 내밀거나 뒤로 당기고, 올리거나 내리면서 옷을 벗는다. 일상생활 동작에서는 어깨의 움직임을 수반하는 경우가 무척 많으므로 상지(팔과 손)의 트레이닝을 실시할 때는 우선 어깨뼈와 어깨관절 쪽에 촉통을 반복할 것을 추천한다.

개선되면 좋은 점
팔꿈치를 편다 → 소매를 쉽게 통과할 수 있다
겨드랑이를 벌린다 → 소매를 끌어올리기 쉽다

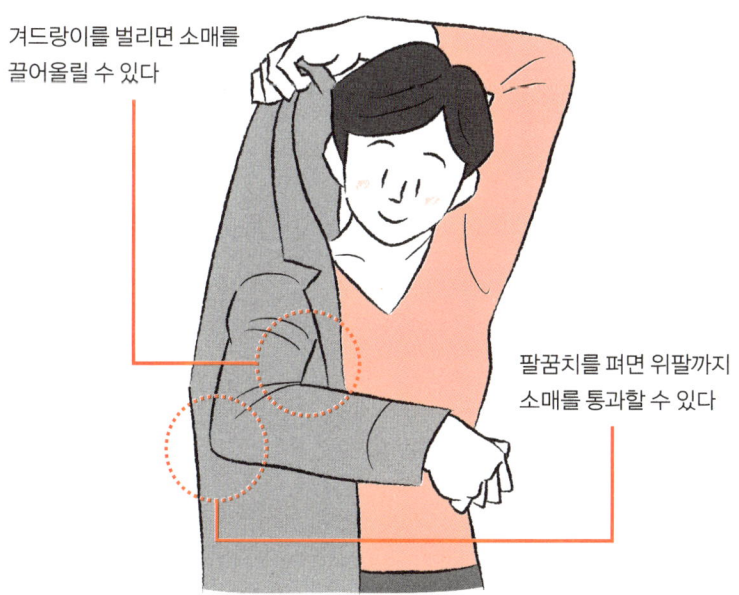

겨드랑이를 벌리면 소매를 끌어올릴 수 있다

팔꿈치를 펴면 위팔까지 소매를 통과할 수 있다

조금 더
어깨를 뒤로 당기면 겨드랑이가 좀 더 크게 벌어진다.

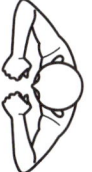 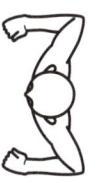

추천 트레이닝

① ~ ③
어깨뼈를 움직인다
>> 28~33쪽
어깨뼈(견갑골)와 어깨뼈를 둘러싸는 근육군인 '견갑대'의 움직임을 촉진한다.

+

④
어깨뼈의 관절을 움직인다
>> 34~35쪽
어깨뼈와 위팔뼈를 연결하는 '어깨관절'의 움직임을 촉진한다.

+

⑤
어깨와 팔꿈치의 움직임을 분리한다
>> 36~37쪽
어깨관절 쪽의 촉통으로 어깨와 팔꿈치의 '공동운동'의 분리를 촉진한다.

+

⑧
팔꿈치를 구부렸다 편다
>> 44~47쪽
'팔꿈관절'의 자발적인 굽힘·폄을 촉진한다.

목표 2 얼굴 닦기

어깨를 앞으로 내밀고 팔을 올린다

얼굴을 닦거나 음식이나 음료를 입으로 옮길 때 보통은 어깨를 앞으로 내밀어 팔꿈치를 구부리고 손을 든다.

그런데 마비가 있는 사람은 손을 들려고 하면 어깨가 뒤로 당겨진다. 이는 어깨뼈와 어깨관절을 움직이는 신경회로가 잘 연동되지 않기 때문이다.

어깨가 앞으로 나오더라도 팔꿈치가 구부러지지 않아 손이 얼굴에 잘 닿지 않는 경우도 있다.

손을 얼굴에 가까이 가져갈 때는 '어깨를 앞으로 내민다', '손바닥을 얼굴로 향하면서 팔꿈치를 구부린다'와 같은 동작이 연결되어 이루어진다. 어깨뼈와 어깨관절의 기본적인 움직임은 이러한 운동에도 크게 관여하므로 〈목표 1 옷 입고 벗기〉에서 추천한 트레이닝 ① ② ③ ④

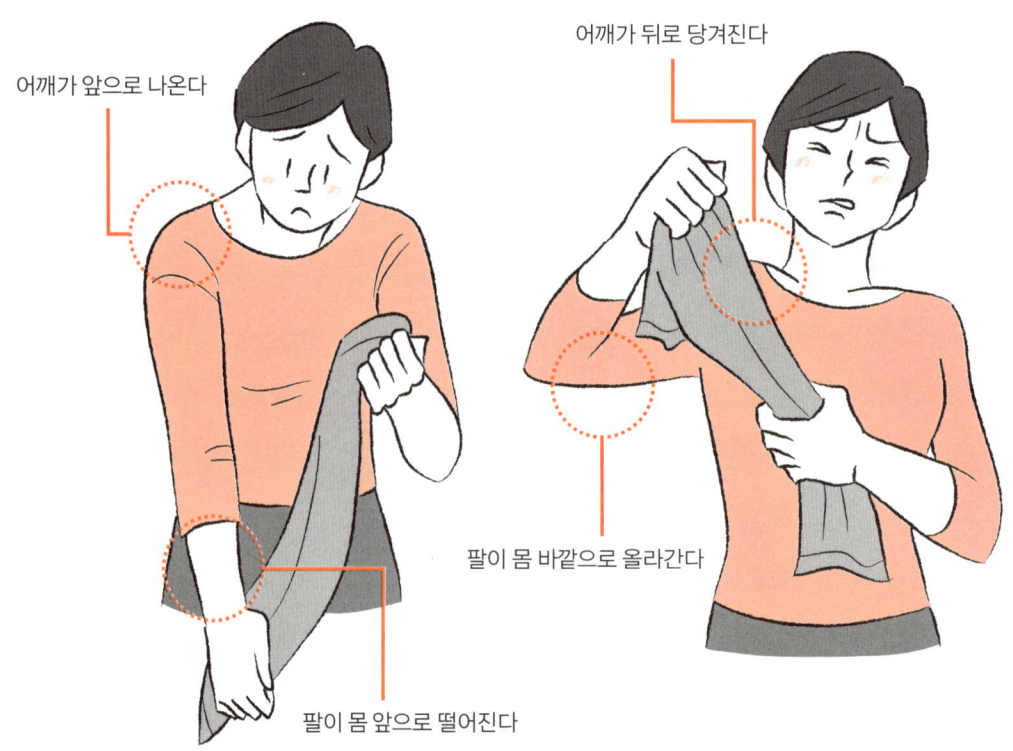

불편한 부분
어깨가 뒤로 당겨진다 → 팔이 몸 바깥으로 올라간다
어깨가 앞으로 나온다 → 팔이 몸 앞으로 떨어진다

어깨가 앞으로 나온다
어깨가 뒤로 당겨진다
팔이 몸 바깥으로 올라간다
팔이 몸 앞으로 떨어진다

⑤⑧과 함께 '얼굴 닦기' 트레이닝을 실시한다. ①②③④⑤⑧을 스스로 무리 없이 할 수 있다면 ⑥⑦부터 시작해도 좋다.

손을 조금이라도 얼굴 가까이 가져갈 수 있으면, 물건을 가져오는 동작이 편해진다. 수건을 두 손바닥에 얹으면 얼굴을 닦는 동작도 쉽게 할 수 있다.

추천 트레이닝

팔을 비스듬히 올린다
>> 38~39쪽

'어깨관절'을 굽힘·모음하는 움직임을 촉진한다.

＋

팔을 올렸다 내린다
>> 40~43쪽

'어깨관절'을 굽힘·모음, 폄·벌림하는 움직임을 촉진한다.

개선되면 좋은 점 어깨가 앞으로 나와 팔꿈치가 구부러진다
→ 손이 얼굴에 가까워진다

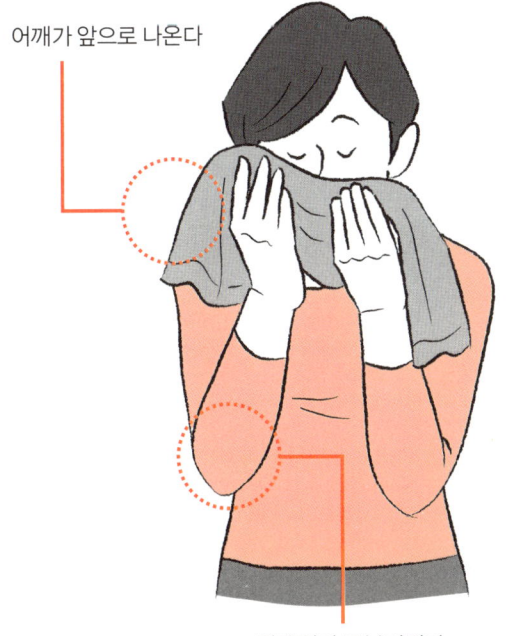

어깨가 앞으로 나온다

팔꿈치가 구부러진다

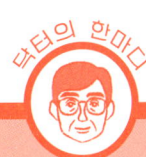

닥터의 한마디

손을 얼굴에 가까이 가져가고, 더불어 손가락을 굽혔다 펼 수 있게 되면 양쪽 손바닥으로 물을 푸는 것이 가능해져서 세수도 편하게 할 수 있습니다. 편하게 할 수 있는 일을 조금씩 늘려가세요.

목표 3 문손잡이 돌리기

아래팔만 돌린다

한쪽 팔에 마비가 있어도 문손잡이를 돌릴 수 있다. 손바닥을 문손잡이에 두고 아래팔을 안쪽으로 혹은 바깥쪽으로 돌려보자. 잘 안 되면 상체를 기울이는 움직임을 더해 문손잡이를 돌린다.

마비가 없는 사람은 상체를 기울이지 않고 아래팔로만 문고리를 돌린다. 언뜻 손목을 돌리는 것처럼 보이지만 실은 팔꿈치부터 아래팔이 움직이고 있는 것이다.

하지만 마비가 있으면 '아래팔만 돌리는' 동작이 어렵기 때문에 상체를 기울이게 된다. 마비가 발생하면 신경회로의 강화·회복에 시간이 걸린다.

그래도 반복적으로 훈련하면 아래팔을 바깥쪽으로 돌리는 운동(아래팔의 뒤침. 손바닥이 위를 향한다)은 비교적 쉽게 할 수 있게 된다. 그에 비해 아래팔을 안쪽으로 돌리는 운동(아래팔

불편한 부분: 아래팔을 돌릴 수 없다
→ 문손잡이를 돌리고 싶은 방향으로 몸이 기운다

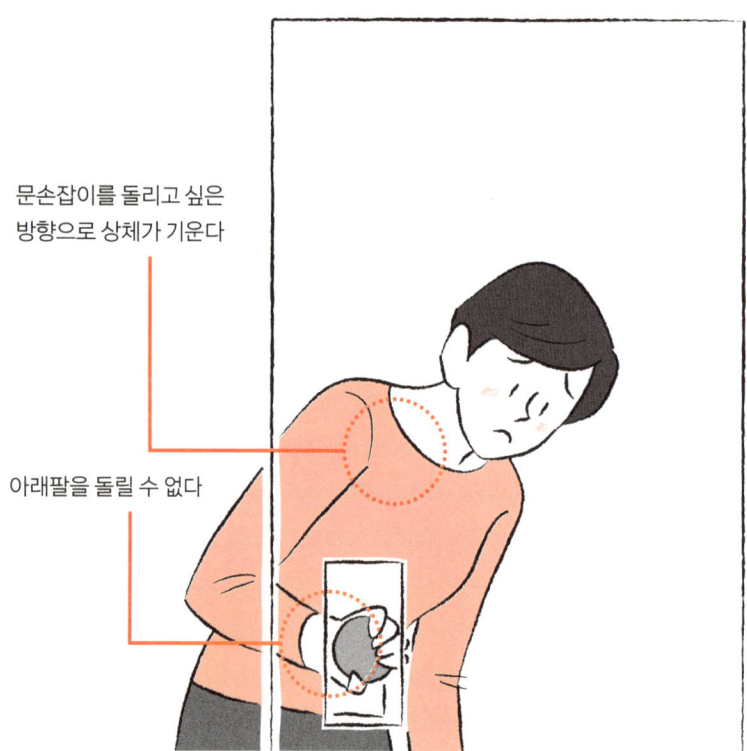

문손잡이를 돌리고 싶은 방향으로 상체가 기운다

아래팔을 돌릴 수 없다

의 엎침. 손바닥이 아래를 향한다)은 어려워서 시간이 걸린다.

어깨뼈와 어깨관절을 자신의 의지대로 움직일 수 있고, 앉아서도 쉽게 손을 얼굴 가까이 가져갈 수 있는 사람은 ⑨ ⑩ 트레이닝을 앉은 위치에서 진행해도 괜찮다. 그렇지 않은 경우는 어깨를 다치지 않기 위해서라도 누운 자세에서 트레이닝을 지속하는 게 좋다.

추천 트레이닝

❾ 팔을 엎침한다
>> 48~51쪽

아래팔을 '엎침' 하는 움직임을 촉진한다.

＋

❿ 아래팔을 뒤침한다
>> 52~55쪽

아래팔을 '뒤침' 하는 움직임을 촉진한다.

개선되면 좋은 점
아래팔만 돌릴 수 있다
→ 몸을 기울이지 않고 문손잡이를 돌릴 수 있다

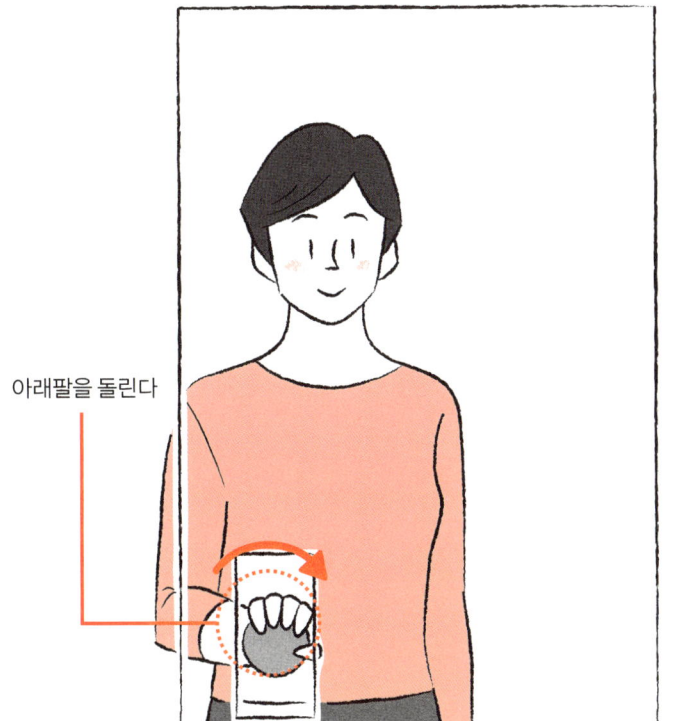

아래팔을 돌린다

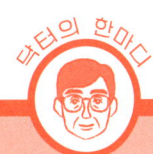

닥터의 한마디

문손잡이를 돌릴 수 있으면 '페트병에 든 음료를 컵에 따르는' 동작도 편해집니다. 단, 손가락을 구부리지 못하면 손바닥으로 문고리나 페트병을 누르게 되지요. 다음 목표는 손가락 굽히기입니다.

목표 4 컵 쥐기

손가락을 펴고 손목을 젖힌다

손에 마비가 있어도 컵을 들 수 있다. 엄지손가락과 다른 손가락 사이에 컵을 밀어 넣으면 가능하다.

일반적으로는 우선 손가락을 조금 펴서 엄지손가락과 다른 손가락의 사이를 벌린다. 손목관절이 '바닥쪽 굽힘' 된 상태에서도 손등을 뒤로 젖히면 손가락은 펴지고 사이가 벌어진다.

컵을 잡을 때는 이 상태에서 일단 엄지손가락과 다른 손가락을 '대립'시킨 다음 손목을 조금 젖혀(손등쪽 굽힘) 잡는다. 이러한 손가락의 모습을 '맞섬'이라고 한다.

마비 때문에 손목과 손가락이 강하게 굽혀지는 경우가 많아서 '맞섬'이라든지 손가락을 펴는 동작 자체가 힘들다. 그래서 '컵 쥐기'가 목표라면 손가락과 손목의 마비를 경감시키는 트레이닝부터 시작할 것을 추천한다.

트레이닝 ⑪ ⑫는 손목관절부터 손가락을 움

> **불편한 부분** 손가락이 펴지지 않는다·손목을 젖힐 수 없다
> → 컵을 손바닥으로 누른다

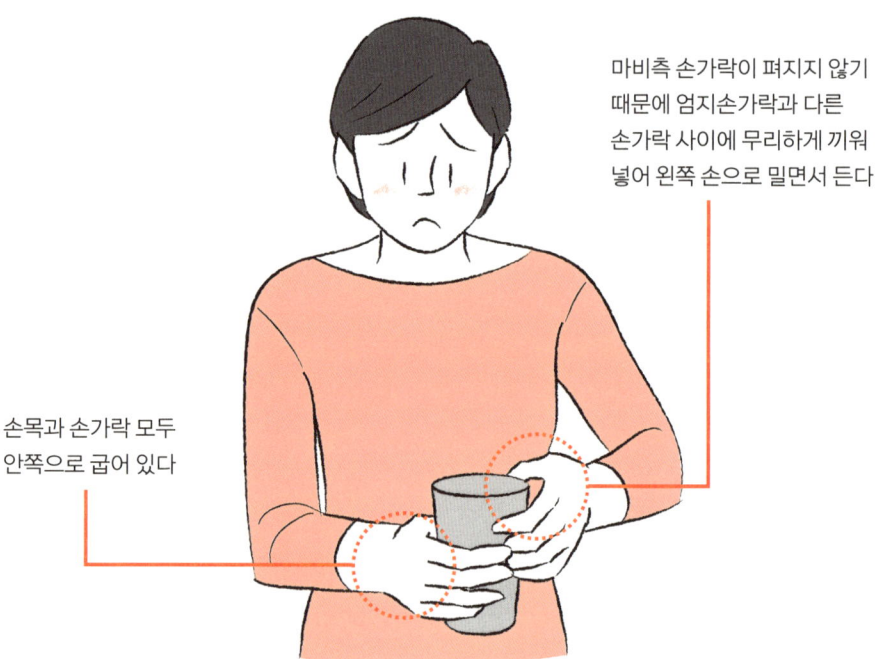

마비측 손가락이 펴지지 않기 때문에 엄지손가락과 다른 손가락 사이에 무리하게 끼워 넣어 왼쪽 손으로 밀면서 든다

손목과 손가락 모두 안쪽으로 굽어 있다

직이는 신경회로의 회복을 촉진한다. 트레이닝 ⑬은 손가락을 구부리고 펴는 동작까지를 수행하는 조금 힘든 운동이다. 손가락을 구부리고 펼 수 있으면 '잡는' 동작뿐 아니라 잡은 물건을 '놓는' 동작도 가능하다.

손가락 트레이닝에서 중요한 것은 잡는 동작은 가볍게 하고, 놓는 동작은 크게 하는 것이다.

개선되면 좋은 점
손목을 구부려 손가락을 편다 → 컵을 들 수 있다
손목을 젖히고 손가락을 편다 → 컵을 들 수 있다

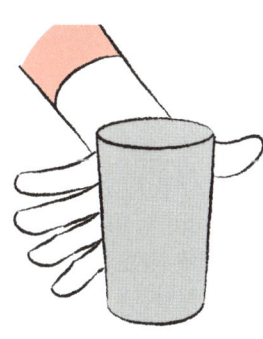

손목을 젖히고 손가락을 편다

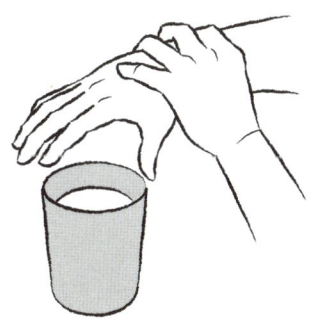

손목을 구부려 손가락을 편다

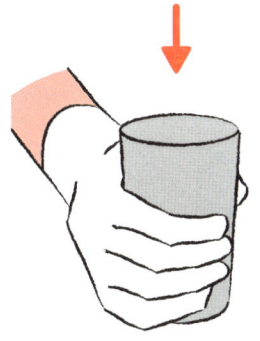

손가락을 가볍게 굽혀 컵을 잡는다

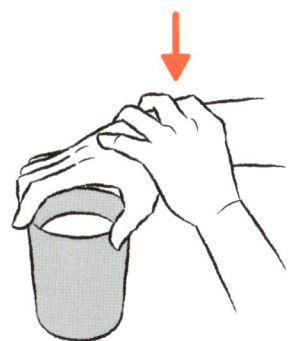

가볍게 컵을 잡는다

추천 트레이닝

⑪ 손가락을 편다
>> 56~59쪽

타인이 '손가락을 펴주면' 신경회로의 회복이 촉진된다.

＋

⑫ 손목을 젖힌다
>> 60~63쪽

손가락을 펴는 데 필요한 '아래팔의 엎침'과 '손목관절의 손등쪽 굽힘' 동작을 촉진한다.

＋

⑬ 손가락을 펴고 손목을 젖힌다
>> 64~67쪽

손가락을 굽히고 펼 때 필요한 '손가락 폄'과 '손목관절의 손등쪽 굽힘' 움직임을 동시에 촉진한다.

목표 5 약봉지 들기

엄지손가락을 편다

엄지손가락을 조금 움직여 집게손가락 사이가 벌어지면 약봉지나 종이처럼 얇고 납작한 물건을 들 수 있다. 엄지손가락과 집게손가락의 사이에 끼워서 잡는 것이다.

이렇게 엄지손가락과 집게손가락의 측면으로 잡는 움직임을 '측면 집기'라고 한다.

엄지손가락은 다른 손가락에 비해 가동범위가 넓어 회전시킬 수 있다. 그런데 마비나 피부·근육의 위축이 발생하면 다른 손가락에 붙어 움직이지 않게 된다.

그래서 '약봉지 들기'에서는 엄지손가락의 위축을 풀어 측면 집기를 목표로 한다.

트레이닝 ⑭ ⑮는 손가락을 트레이닝하기 전에 하는 준비 운동이다. 트레이닝 ⑯은 ⑭ ⑮에서 푼 엄지손가락으로 측면 집기를 목표로 하는 트레이닝이다. 경직을 예방하므로 엄지손가락을 움직일 수 있게 되더라도 트레이닝을 계속하

> **불편한 부분** 엄지손가락이 다른 손가락에 달라붙어 있다
> → 약봉지를 들 수 없다

측면 집기
엄지손가락과 집게손가락의 측면으로 물건을 끼우거나 집는 동작

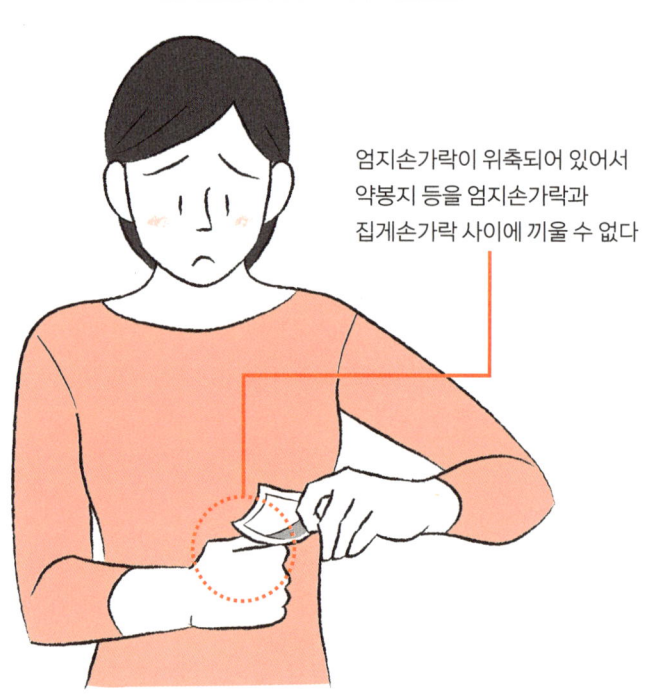

엄지손가락이 위축되어 있어서 약봉지 등을 엄지손가락과 집게손가락 사이에 끼울 수 없다

는 것이 좋다.

측면 집기가 가능하면 편해지는 일상 동작들이 많아진다. 예를 들어 엄지손가락과 집게손가락 사이에 약봉지를 끼워 마비가 없는 쪽 손으로 가위질을 해 약봉지 입구 자르기, 셔츠 앞부분을 잡고 마비가 없는 쪽 손으로 단추 채우기, 전단지와 신문지 등 납작한 물건 들기가 가능해진다.

추천 트레이닝

14
엄지손가락의 위축을 푼다
>> 68~71쪽

엄지손가락의 위축·경직을 완화하기 위해 타동적으로 '엄지손가락의 폄과 벌림'을 촉진한다.

＋

15
엄지손가락을 손바닥 쪽으로 편다
>> 72~75쪽

엄지손가락의 가동범위를 넓히기 위해 '엄지손가락의 바닥쪽 벌림'을 촉진한다.

＋

16
엄지손가락을 바깥쪽으로 편다
>> 76~79쪽

스스로 엄지손가락을 바깥쪽으로 펴서 '엄지손가락의 폄과 벌림'을 촉진한다.

| 개선되면 좋은 점 | 엄지손가락과 집게손가락 사이를 벌린다 → 약봉지를 끼울 수 있다 |

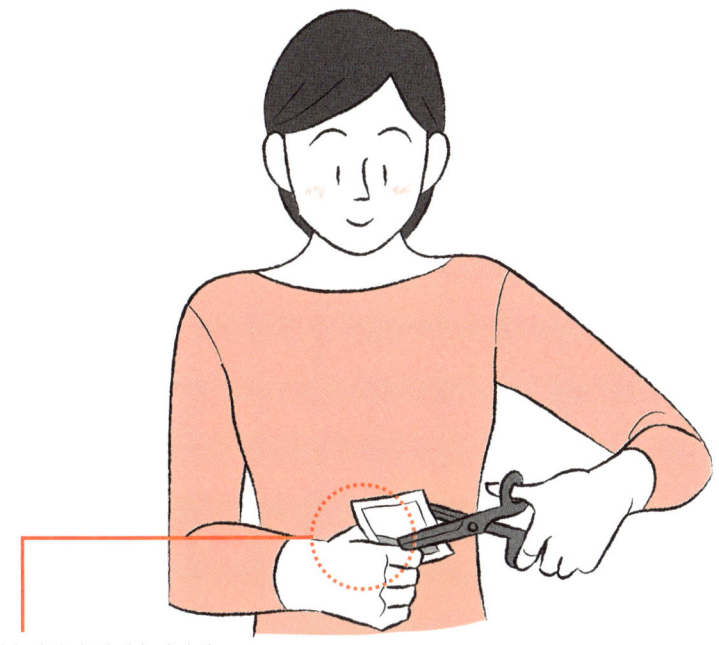

엄지손가락과 집게손가락의 측면으로 약봉지를 끼워 들 수 있다

목표 **6**

작은 물건 집기

엄지손가락을 다른 손가락과 대립시킨다

엄지손가락과 집게손가락의 측면으로 물건을 끼우는 '측면 집기'(20쪽)가 가능하다면 다음 목표는 '손가락 끝으로 집기'이다.

엄지손가락과 집게손가락의 손끝으로 물건을 집을 수 있게 되면, 과자나 과일, 알약도 입에 넣을 수 있다.

작은 물건을 집을 때 엄지손가락과 집게손가락이 맞닿게 하는 동작을 '엄지 맞섬'이라고 한다. 손바닥은 공을 잡을 때처럼 둥글게 하고 아치를 유지하며 넓은 공간을 만들어야 한다.

그래서 '작은 물건 집기'에서는 우선 트레이닝 ⑰에서 손바닥을 넓히는 스트레칭을 한다. 그런 다음 엄지손가락과 새끼손가락을 대립시켜 '맞섬' 동작을 만든다.

그리고 트레이닝 ⑱ ⑲에서는 엄지손가락뿐

불편한 부분 엄지손가락과 집게손가락을 맞닿게 할 수 없다
→ 과자를 집을 수 없다

조금 더

엄지 맞섬의 다양한 형태
엄지손가락과 다른 손가락의 맞섬이 가능하면 작은 물건도 집을 수 있다.

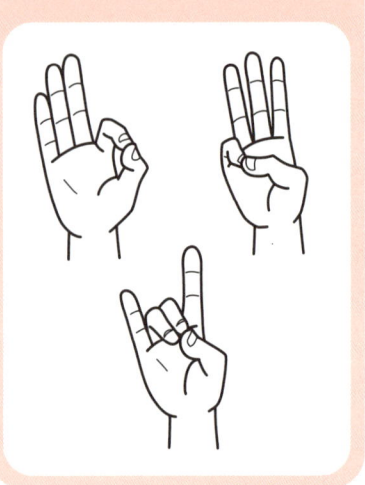

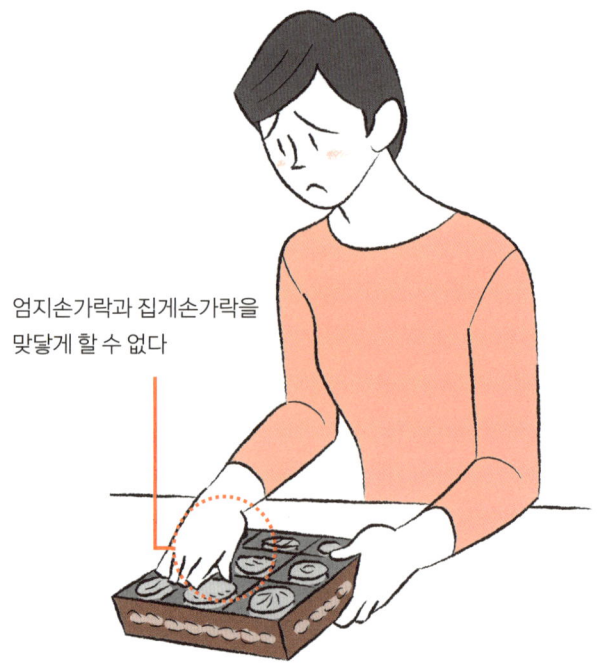

엄지손가락과 집게손가락을 맞닿게 할 수 없다

만 아니라 집게손가락과 가운뎃손가락의 움직임도 촉진한다. 엄지손가락·집게손가락·가운뎃손가락의 세 손가락을 사용하면 칫솔 들기, 펜 잡기, 컴퓨터 자판 치기와 같은 동작이 편해진다.

항상 가볍게 잡고, 크게 '놓는다'는 원칙을 유념하며 트레이닝 ⑳과 더불어 손가락을 펴는 ⑪(56~59쪽)도 끈기 있게 하길 바란다.

개선되면 좋은 점
엄지손가락과 집게손가락을 맞닿게 할 수 있다
→ 과자를 집을 수 있다

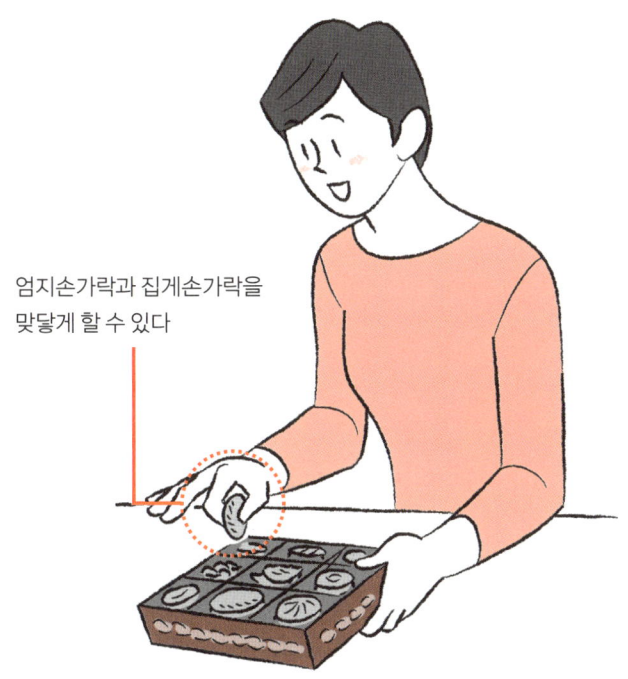

엄지손가락과 집게손가락을 맞닿게 할 수 있다

추천 트레이닝

17
엄지손가락과 새끼손가락을 대립시킨다
>> 80~81쪽

엄지 맞섬에 필요한 '손가락 벌림과 손바닥의 아치 유지'를 촉진한다.

＋

18
집게손가락만 편다
>> 82~85쪽

'집게손가락의 폄'을 촉진하고, 집게손가락만 구부리고 펴는 동작을 목표로 한다.

＋

19
가운뎃손가락만 편다
>> 86~89쪽

'가운뎃손가락의 폄'을 촉진하고 가운뎃손가락만 구부리고 펴는 동작을 목표로 한다.

＋

20
각 손가락을 구부리고 편다
>> 90~95쪽

'엄지손가락의 벌림·폄과 모음·굽힘', '집게손가락의 굽힘·폄', '가운뎃손가락의 굽힘·폄'을 촉진한다.

23

목표 7 발 떼기

편하게 서서 골반을 사용한다

마비 환자의 보행이 어려운 가장 큰 이유는 '마비된 발을 뗄 수 없다'라는 것이다. 발이 바닥에서 뜨지 않기 때문에 다리가 앞으로 나오지 않아 넘어지게 된다.

체중을 마비가 없는 쪽 발에 실어 편안하게 서 있는 것이 가장 중요하다.

지팡이나 하지 보조기를 사용해 몸을 안정시키고, 마비측 다리를 눈으로 확인하며 발을 바닥에서 떼려는 노력을 시도하면 골반이 올라가면서 마비 쪽 발이 바닥에서 조금 뜨게 된다. 이 동작을 반복한다.

몸통의 근육 운동을 이용한 '엉덩이 걷기'는 원활한 보행을 돕는다.

트레이닝: 바르게 서기

1. 시작 자세
마비가 없는 발에 체중을 실어 상체를 바로 세운다

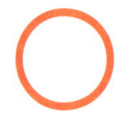
발을 뗄 수 있다
↓
앞으로 나아간다

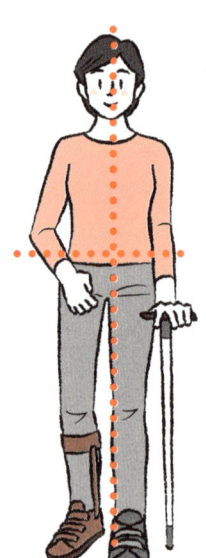

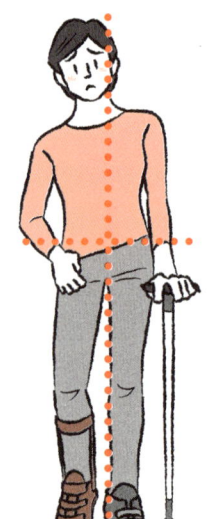

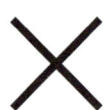
발을 뗄 수 없다
↓
넘어진다

2. 마비 쪽 발을 뗀다

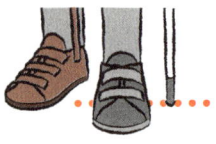

닥터의 한마디

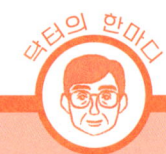

시력이 떨어지면 안경을 쓰듯, 다리에 마비가 있으면 당연히 지팡이나 하지 보조기를 사용해야 합니다. 어렵게 바로 서는 법을 배우더라도 지팡이나 하지 보조기가 없으면 원활한 보행으로 이어지지 않습니다.

트레이닝
엉덩이 걷기

1 시작 자세
양쪽 무릎을 환자의 엉덩이에 댄다

2 환자의 왼쪽 엉덩이가 들리면 왼쪽 무릎으로 엉덩이를 밀어 앞으로 나아가게 한다
상체를 오른쪽으로 기울이면서 왼쪽 무릎으로 민다.

왼쪽 엉덩이와 왼쪽 허벅지를 뗀다

자, 왼쪽

3 환자의 오른쪽 엉덩이가 들리면 오른쪽 무릎으로 밀어 앞으로 나아가게 한다
상체를 왼쪽으로 기울이면서 오른쪽 무릎으로 민다.

오른쪽 엉덩이와 오른쪽 허벅지를 바닥에서 띄운다

자, 오른쪽

4 2로 돌아가 반복한다

추천 트레이닝

바르게 서기
발을 떼기 위해 바르게 서는 법을 연습한다. 의자에서 일어설 때도 마비가 없는 쪽 발에 체중을 실어 일어선다.

+

엉덩이 걷기
발을 떼는 데 필요한 골반의 움직임을 촉진한다.

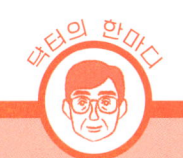

닥터의 한마디
엉덩이를 바닥에서 띄워 체간을 움직이는 방법은 보행의 기본이 되는 동작입니다.

가정용 트레이닝

즐거운 마음으로
100번 이상 반복하기

이 프로그램은 촉통반복요법을 기반으로
가정에서 할 수 있는 트레이닝을 연구한 것입니다. 즐거운 마음으로 한 트레이닝을
최소 100회 이상 반복하면 신경회로의 회복·강화로 이어집니다.
어떤 트레이닝부터 시작해야 할지 모르겠다면
일상생활 동작을 목표로 한 가정용 프로그램(10~25쪽)부터 시작해 보세요.

가정용 트레이닝(26~95쪽) 실시 방법

- 트레이닝 ①에서 ⑦까지는 '어깨', ⑧에서 ⑩까지는 '손', ⑪에서 ⑳까지는 '손가락' 쪽의 촉통을 보호자의 시선에서 다룹니다.
- 모든 트레이닝은 기본적으로 누운 상태에서 실시합니다.
- 여러 트레이닝을 조합하여 실시할 수 있습니다. 단, 트레이닝 번호가 클수록 해당 부위의 마비가 가벼운 분을 대상으로 합니다. 해설에 '자발적인 움직임이 가능해지면'과 같은 기준이 있으므로 상태에 따라 진행 방법이나 조합 방법을 선택해 주세요.
- 모든 트레이닝은 시작하면 100회를 목표로 반복합니다. 중간에 휴식을 두고 50회씩, 2번으로 나누어 실시해도 됩니다. 즐거운 마음으로 트레이닝을 하고 있다면 100회 이상 반복해도 좋습니다. 통증을 호소하는 경우는 즉시 트레이닝을 중지하세요. 보호자의 힘이 너무 무리하게 들어갔을 가능성이 있습니다. 기본적으로 보호자는 힘을 주지 않고 '누른다', '두드린다', '움직인다', '회전한다'와 같은 기술로 가볍게 실시합니다.
- 가정용 전동 마사지나 저주파 치료기를 사용하는 트레이닝(97쪽)도 추천합니다.
- 식사 직후는 피하세요. 저녁 식사 후와 자기 전, 목욕 후에 추천합니다.
- 일러스트는 오른쪽 마비에 대한 케어를 다루고 있습니다. 왼쪽 마비는 반대로 하면 됩니다.
- 모든 트레이닝은 마비측 손바닥이 환자의 얼굴을 향하도록 실시하는 것이 기본입니다.

1에서는 트레이닝의 시작 자세를 소개

트레이닝의 부위와 목적

해설

신체 부위와 전문용어의 그림 해설

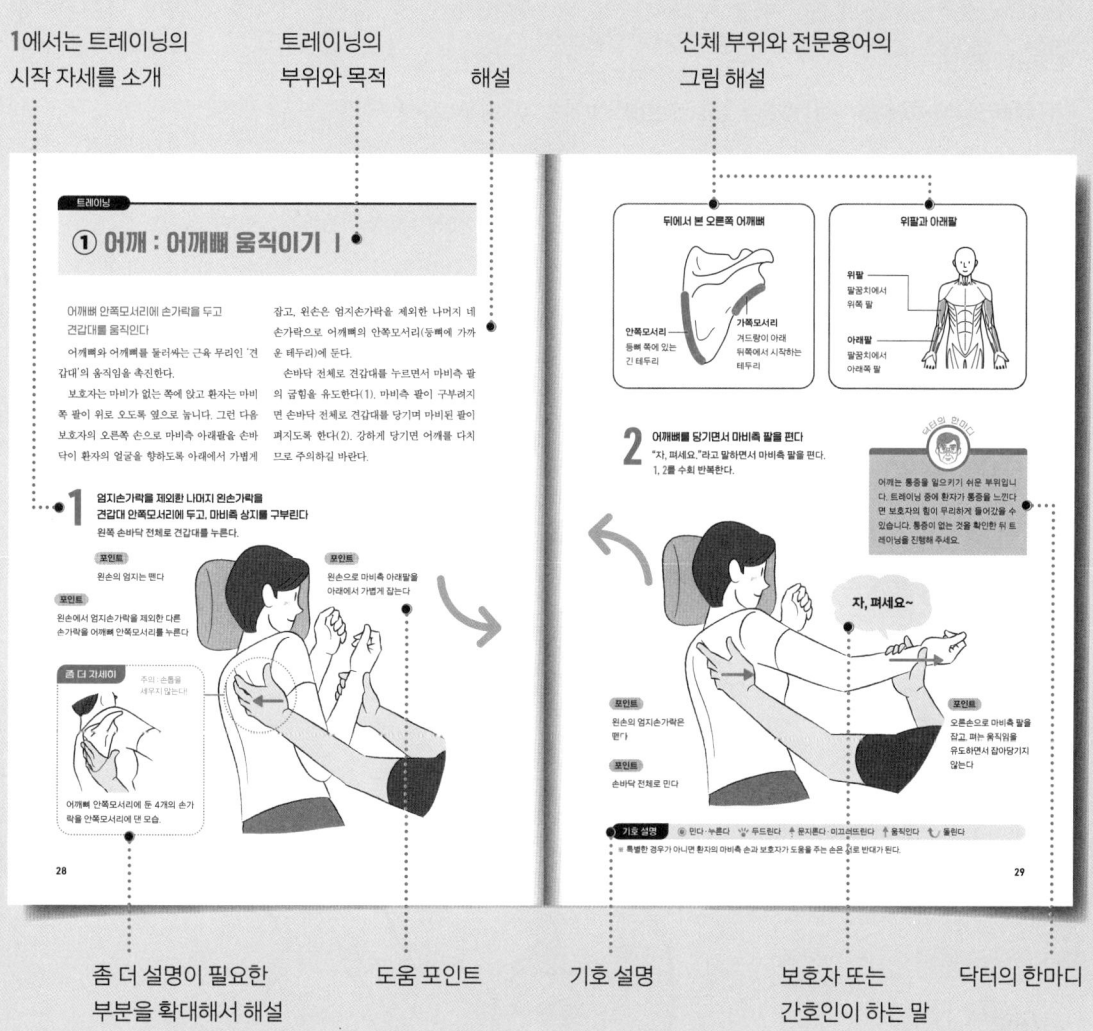

좀 더 설명이 필요한 부분을 확대해서 해설

도움 포인트

기호 설명

보호자 또는 간호인이 하는 말

닥터의 한마디

트레이닝

① 어깨 : 어깨뼈 움직이기 Ⅰ

어깨뼈 안쪽모서리에 손가락을 두고 견갑대를 움직인다

어깨뼈와 어깨뼈를 둘러싸는 근육 무리인 '견갑대'의 움직임을 촉진한다.

보호자는 마비가 없는 쪽에 앉고 환자는 마비 쪽 팔이 위로 오도록 옆으로 눕는다. 그런 다음 보호자의 오른쪽 손으로 마비측 아래팔을 손바닥이 환자의 얼굴을 향하도록 아래에서 가볍게 잡고, 왼손은 엄지손가락을 제외한 나머지 네 손가락으로 어깨뼈의 안쪽모서리(등뼈에 가까운 테두리)에 둔다.

손바닥 전체로 견갑대를 누르면서 마비측 팔의 굽힘을 유도한다(**1**). 마비측 팔이 구부려지면 손바닥 전체로 견갑대를 당기며 마비된 팔이 펴지도록 한다(**2**). 강하게 당기면 어깨를 다치므로 주의하길 바란다.

1 엄지손가락을 제외한 나머지 왼손가락을 견갑대 안쪽모서리에 두고, 마비측 상지를 구부린다

왼쪽 손바닥 전체로 견갑대를 누른다.

포인트
왼손의 엄지는 뗀다

포인트
왼손에서 엄지손가락을 제외한 다른 손가락을 어깨뼈 안쪽모서리를 누른다

포인트
왼손으로 마비측 아래팔을 아래에서 가볍게 잡는다

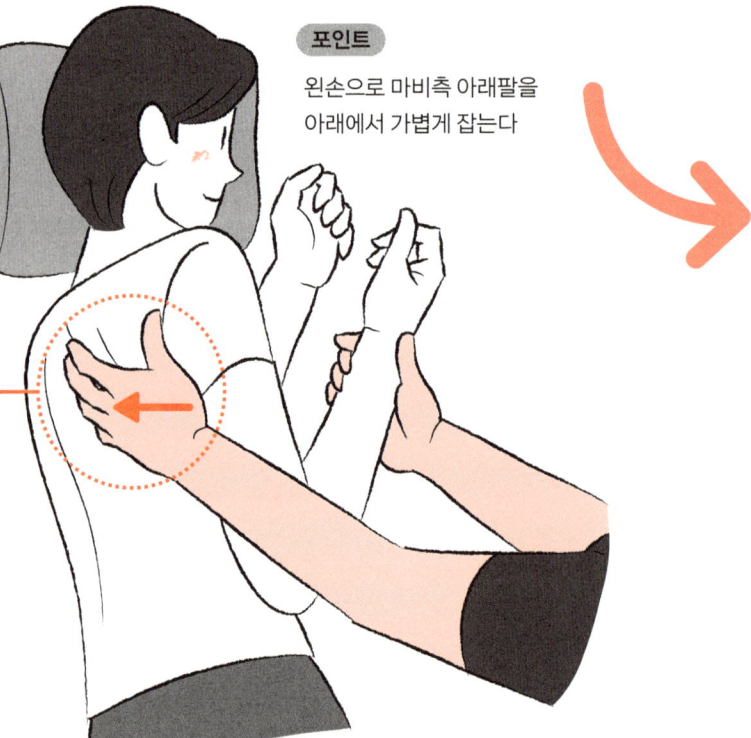

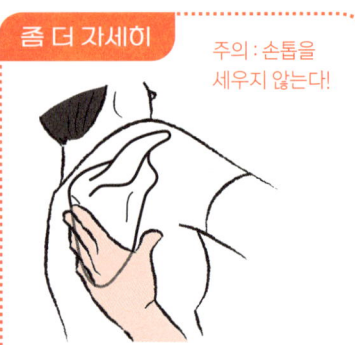

좀 더 자세히

주의 : 손톱을 세우지 않는다!

어깨뼈 안쪽모서리에 둔 4개의 손가락을 안쪽모서리에 댄 모습.

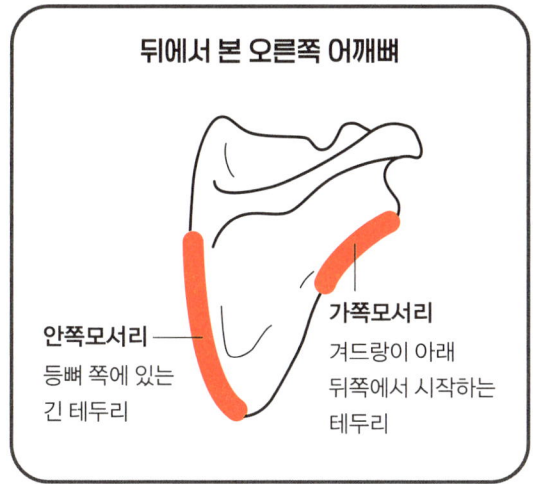

뒤에서 본 오른쪽 어깨뼈

안쪽모서리 — 등뼈 쪽에 있는 긴 테두리

가쪽모서리 — 겨드랑이 아래 뒤쪽에서 시작하는 테두리

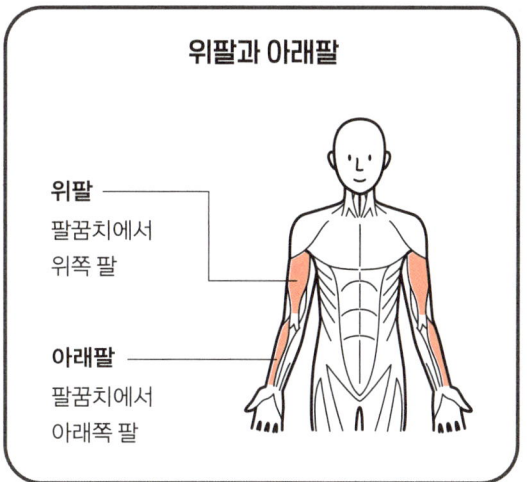

위팔과 아래팔

위팔 — 팔꿈치에서 위쪽 팔

아래팔 — 팔꿈치에서 아래쪽 팔

2 어깨뼈를 당기면서 마비측 팔을 편다

"자, 펴세요."라고 말하면서 마비측 팔을 편다.
1, 2를 수회 반복한다.

닥터의 한마디

어깨는 통증을 일으키기 쉬운 부위입니다. 트레이닝 중에 환자가 통증을 느낀다면 보호자의 힘이 무리하게 들어갔을 수 있습니다. 통증이 없는 것을 확인한 뒤 트레이닝을 진행해 주세요.

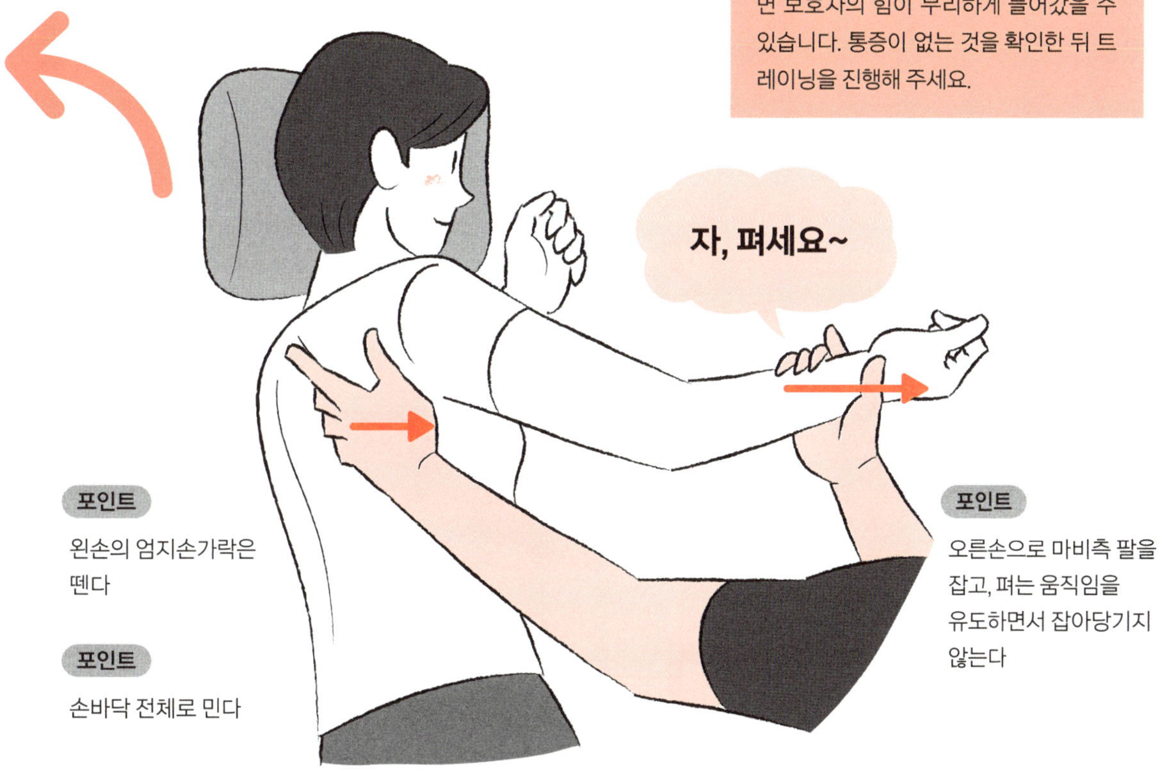

💬 자, 펴세요~

포인트
왼손의 엄지손가락은 뗀다

포인트
손바닥 전체로 민다

포인트
오른손으로 마비측 팔을 잡고, 펴는 움직임을 유도하면서 잡아당기지 않는다

기호 설명 ● 민다·누른다 ✋ 두드린다 ✥ 문지른다·미끄러뜨린다 ↑ 움직인다 ↻ 돌린다

※ 특별한 경우가 아니면 환자의 마비측 손과 보호자가 도움을 주는 손은 서로 반대가 된다.

> 트레이닝

② 어깨 : 어깨뼈 움직이기 II

**어깨뼈 가쪽모서리를 눌러
마비측 팔을 구부린다**

트레이닝 ①을 몇 번 반복한 후, 트레이닝 ②로 넘어간다.

마비측 팔이 펴졌다면, 보호자는 왼손 엄지손가락을 어깨뼈 가쪽모서리에 두고 마비측 팔의 굽힘을 촉진한다(**1**).

그런 다음 나머지 네 개의 손가락 끝으로 어깨뼈를 당기면서 마비측 팔을 편다(**2**). 보호자의 타동적인 움직임과 동시에 환자 자신도 움직이려고 하는 노력이 있어야 신경회로의 회복·강화를 촉진할 수 있다.

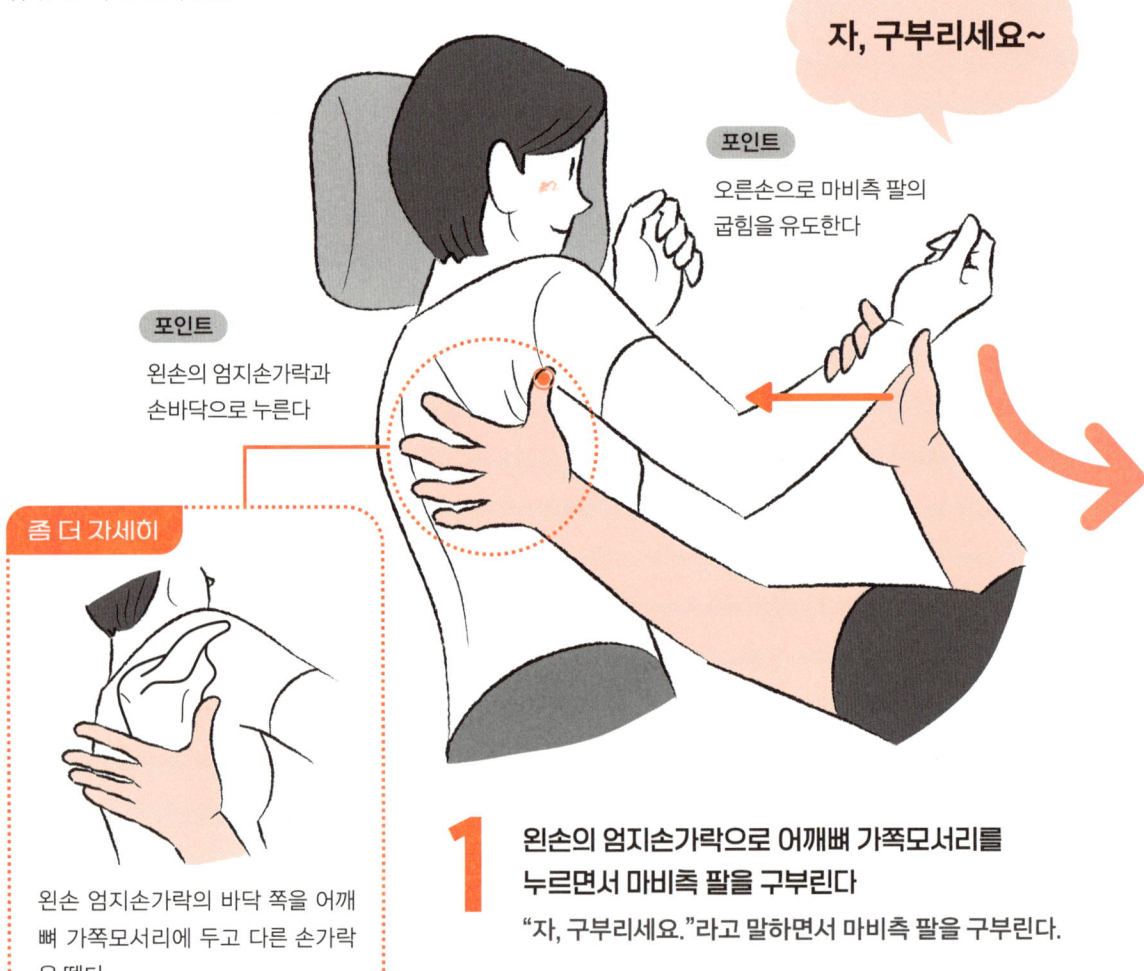

자, 구부리세요~

포인트
오른손으로 마비측 팔의 굽힘을 유도한다

포인트
왼손의 엄지손가락과 손바닥으로 누른다

좀 더 자세히
왼손 엄지손가락의 바닥 쪽을 어깨뼈 가쪽모서리에 두고 다른 손가락은 뗀다.

1 왼손의 엄지손가락으로 어깨뼈 가쪽모서리를 누르면서 마비측 팔을 구부린다
"자, 구부리세요."라고 말하면서 마비측 팔을 구부린다.

2. 왼손의 네 손가락으로 어깨뼈를 당기면서 마비측 팔을 편다

마비측 팔이 구부러졌다면, 엄지를 제외한 왼손의 네 손가락 끝을 안쪽모서리에 댄다. "자, 펴세요."라고 말하면서 왼손의 네 손가락으로 어깨뼈를 당기며 마비측 팔을 편다. **1**, **2**를 반복한다.

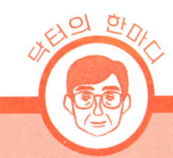

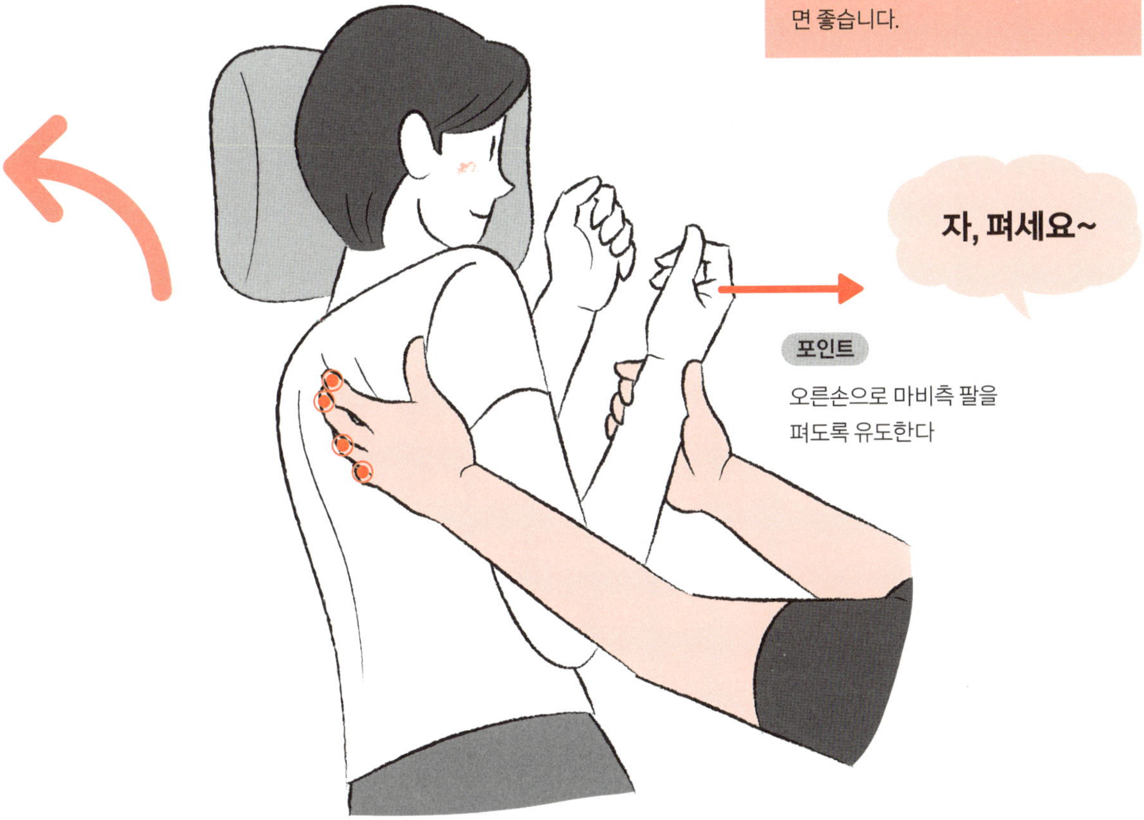

닥터의 한마디

트레이닝은 손가락을 두는 위치와 타이밍을 확인하면서 천천히 시작하세요. 트레이닝 중에 환자가 통증을 호소하는 경우는 대부분 보호자의 힘이 너무 강하게 들어갔을 때입니다. 몸의 구조나 마비의 정도는 환자마다 다르므로 손가락을 두는 위치나 힘의 정도는 트레이닝을 반복하면서 자연스레 익혀야 합니다. 보호자 마음대로 트레이닝을 해선 안 됩니다. 대화를 하거나 환자의 반응을 보면서 진행해 주세요. 마비측 팔에 자발적인 움직임을 느낀다면 트레이닝 ②를 100회 반복한 후, 32~33쪽에 있는 트레이닝 ③의 '피아노 손가락'을 추가로 실시하면 좋습니다.

> 자, 펴세요~

포인트
오른손으로 마비측 팔을 펴도록 유도한다

기호 설명 ● 민다·누른다   ✋ 두드린다   ↕ 문지른다·미끄러뜨린다   ↑ 움직인다   ↺ 돌린다

※ 특별한 경우가 아니면 환자의 마비측 손과 보호자가 도움을 주는 손은 서로 반대가 된다.

트레이닝

③ 어깨 : 어깨뼈 움직이기 III

**자발적인 움직임이 나타났다면
어깨뼈를 교대로 두드린다**

마비측 팔에 자발적인 움직임이 느껴졌다면 손가락으로 누르는 대신에 어깨뼈 안쪽모서리와 가쪽모서리 근처의 근육 무리를 교대로 두드리는 촉통을 추가한다.

이때 보호자의 손가락은 피아노를 치는 듯한 모양이다. 그래서 이 책에서는 이 기술을 '피아노 손가락'이라고 이름 붙였다.

'피아노 손가락'에 엄지손가락은 포함되지 않는다. 엄지손가락은 뗀 채로 실시한다.

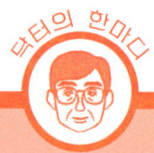
닥터의 한마디

마비측 팔의 굽힘과 폄은 '피아노 손가락'으로 2~3번째 두드릴 때 시작하면 박자감이 좋습니다. 요령은 마비측 팔이 구부러지기 직전에 '피아노 손가락'을 어깨뼈 가쪽모서리로, 펴기 직전에 안쪽모서리로 빠르게 이동시켜 두드리는 것입니다. '이제 팔을 움직일게요'라는 신호를 환자의 뇌에 준 뒤, 굽힘과 폄을 시작하세요.

1 **'피아노 손가락'으로 어깨뼈 안쪽모서리를 두드린다**
엄지손가락을 제외한 나머지 왼손가락을 피아노를 치듯 어깨뼈 안쪽모서리의 안쪽에 있는 근육을 두드린다.
두드리면서 "자, 구부리세요."라고 외치며 마비측 팔을 구부린다.

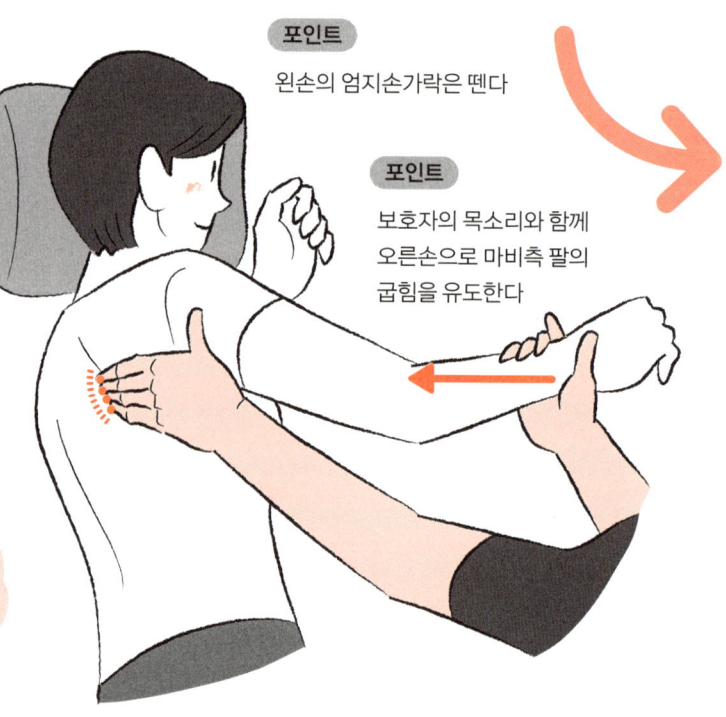

포인트
왼손의 엄지손가락은 뗀다

포인트
보호자의 목소리와 함께 오른손으로 마비측 팔의 굽힘을 유도한다

포인트
왼손의 엄지손가락을 제외한 나머지 손가락으로 어깨뼈 안쪽모서리를 두드린다

자, 구부리세요~

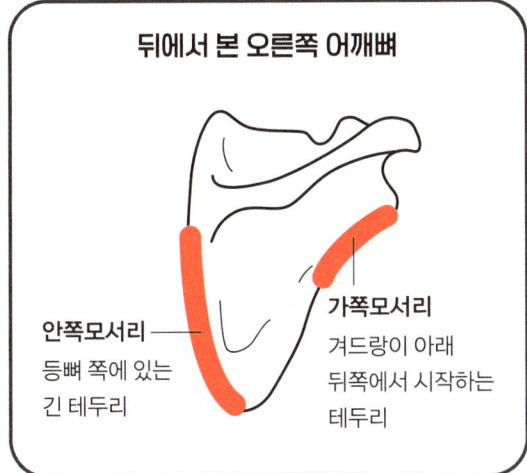

뒤에서 본 오른쪽 어깨뼈

안쪽모서리 — 등뼈 쪽에 있는 긴 테두리

가쪽모서리 — 겨드랑이 아래 뒤쪽에서 시작하는 테두리

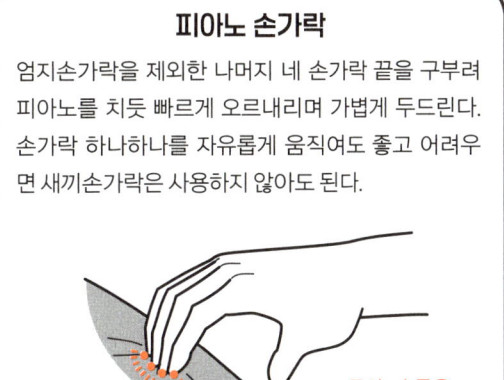

피아노 손가락

엄지손가락을 제외한 나머지 네 손가락 끝을 구부려 피아노를 치듯 빠르게 오르내리며 가볍게 두드린다. 손가락 하나하나를 자유롭게 움직여도 좋고 어려우면 새끼손가락은 사용하지 않아도 된다.

주의 : 손톱을 세우지 않는다!

2 '피아노 손가락'으로 어깨뼈 가쪽모서리를 두드린다

마비측 팔을 구부리기 직전에 '피아노 손가락'을 어깨뼈 가쪽모서리로 옮겨 그 앞에 있는 근육을 두드린다.
마비측 팔이 구부러지면 "자, 펴세요."라고 외치며 편다.
1, 2를 반복한다.

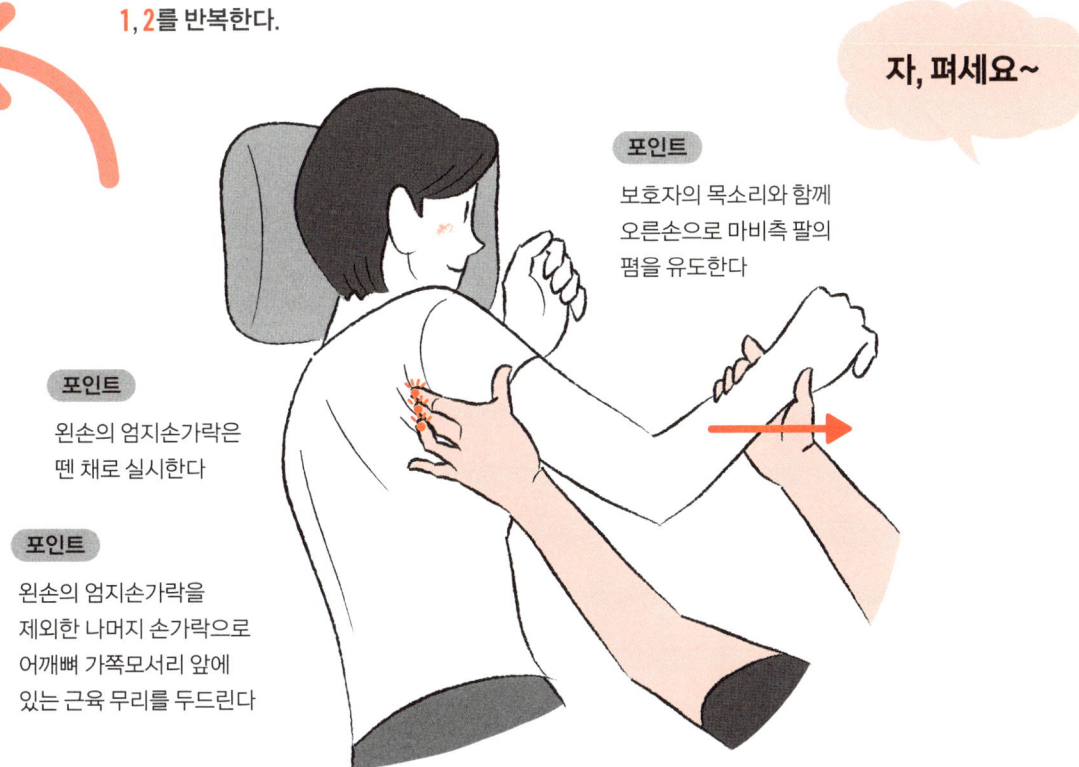

포인트 — 보호자의 목소리와 함께 오른손으로 마비측 팔의 폄을 유도한다

포인트 — 왼손의 엄지손가락은 뗀 채로 실시한다

포인트 — 왼손의 엄지손가락을 제외한 나머지 손가락으로 어깨뼈 가쪽모서리 앞에 있는 근육 무리를 두드린다

자, 펴세요~

기호 설명   ● 민다·누른다   ✋ 두드린다   ↑ 문지른다·미끄러뜨린다   ↑ 움직인다   ↻ 돌린다

※ 특별한 경우가 아니면 환자의 마비측 손과 보호자가 도움을 주는 손은 서로 반대가 된다.

트레이닝

④ 어깨 : 어깨관절 움직이기

어깨뼈를 끌어올리고 세모근을 문지른다

어깨뼈와 위팔뼈, 빗장뼈로 이루어진 '어깨관절'의 움직임을 촉진한다.

보호자는 마비측에 앉아 오른 무릎에 자신의 왼손을 올리고, 오른손으로 마비측 팔을 아래에서 잡는다.

이때 마비측 손바닥이 환자 얼굴을 향하도록 한다. 어깨 주위에 있는 뼈가 부딪히는 것을 막아주어 통증을 피할 수 있다.

왼손의 엄지손가락을 마비측 위팔의 세모근 앞면에, 다른 손가락을 견갑대에 두고 어깨를 가볍게 감싼다(**1**). 준비되었다면 견갑대를 끌어올리고 엄지손가락으로 세모근을 아래에서 위로 문지르는 동시에 마비측 팔을 위로 올린다.

좀 더 자세히

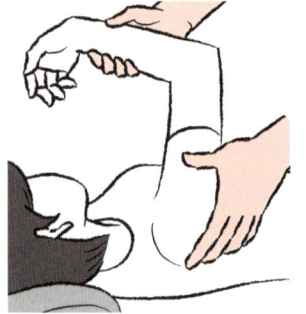

견갑대란 어깨뼈와 어깨뼈 둘러싸는 근육 무리를 말한다.

1 시작 자세

엄지손가락을 마비측 세모근의 앞면에, 다른 손가락을 견갑대에 둔다

마비측 손바닥을 환자 얼굴을 향하도록 하고, 팔꿈치를 가볍게 구부려 어깨 굴곡이 90도 상태에서 시작한다.

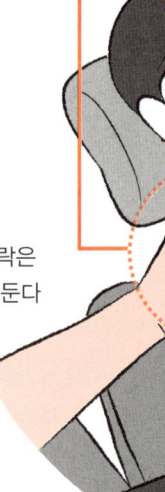

포인트
왼손의 엄지손가락은 세모근의 앞면에 둔다

포인트
엄지를 제외한 나머지 왼손가락은 견갑대에 둔다

포인트
오른손으로 마비측 팔을 아래에서 잡는다

닥터의 한마디

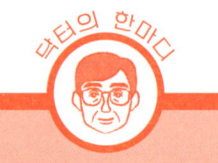

보호자의 자세는 꼭 정좌가 아니어도 상관없습니다. 편한 자세에서 해주세요.

2. 견갑대를 끌어올리고 세모근의 앞면을 문지른다

"자, 위로 올리세요."라고 말하면서 왼손의 엄지손가락을 제외한 4개의 손가락으로 견갑대를 끌어올리고, 엄지손가락으로 세모근을 문지르면서 마비측 팔을 위로 올리게 한다.

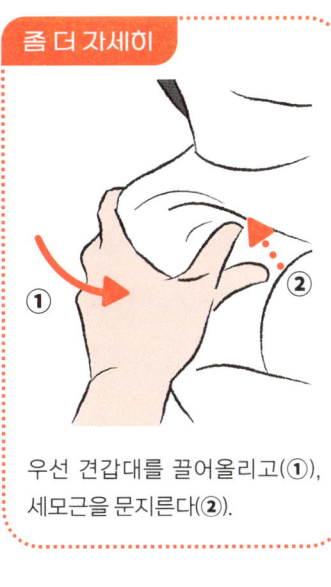

좀 더 자세히

우선 견갑대를 끌어올리고(①), 세모근을 문지른다(②).

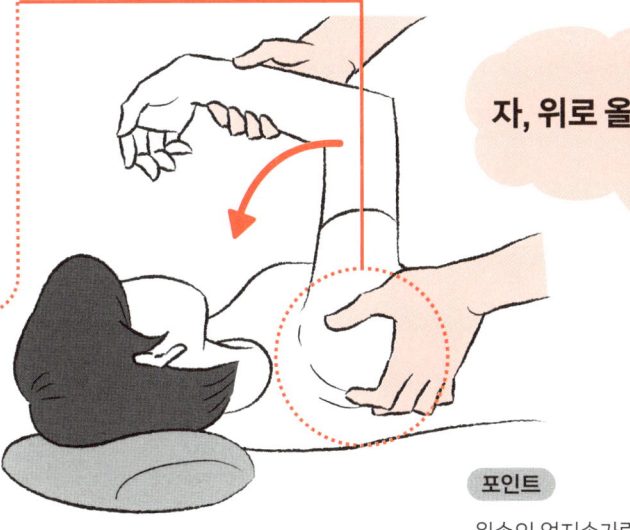

자, 위로 올리세요~

포인트
왼손의 나머지 4개의 손가락으로 견갑대를 끌어올린다

포인트
왼손의 엄지손가락으로 세모근의 아래에서 위 방향으로 2~3cm 부분을 문지른다

포인트
마비측 팔을 위쪽으로 유도한다

3. 팔이 올라갔다면, 1로 돌아가 반복한다

마비측 팔꿈치는 구부러진 채로 있어도 상관없다.
손바닥이 얼굴 쪽을 향하면 어깨 통증이 잘 생기지 않는다.

정면에서 본 오른쪽 어깨관절

세모근
어깨관절을 감싸는 근육. 아래에 어깨관절이 있다.

어깨관절
어깨뼈, 빗장뼈, 위팔뼈로 이루어진다.

빗장뼈
위팔뼈
어깨뼈

기호 설명 ● 민다·누른다   두드린다 ↑ 문지른다·미끄러뜨린다 ↑ 움직인다 ↻ 돌린다

※ 특별한 경우가 아니면 환자의 마비측 손과 보호자가 도움을 주는 손은 서로 반대가 된다.

> 트레이닝

⑤ 어깨 : 어깨와 팔꿈치의 움직임 분리하기

세모근 앞부분을 두드리고 팔을 위로 올린다

팔을 올리려고 하면 팔꿈치가 같이 구부러진다. 이러한 어깨와 팔꿈치의 '공동운동'을 분리하기 위해 트레이닝 ⑤에서는 어깨관절만 구부리는 촉통을 시행한다.

보호자는 마비측에 앉아 오른손으로 마비측 팔을 90도까지 들어 올린다. 이때 손바닥은 환자의 얼굴 쪽을 향하도록 한다.

왼손은 엄지손가락을 마비측 위팔의 세모근 앞면에, 셋째 손가락과 넷째 손가락을 세모근의 앞부분 아래에 둔다(**1**).

준비되었다면 '팔을 귀 옆으로 올리세요'라고 말하며, 엄지손가락은 움직이지 않고 셋째 손가락과 넷째 손가락으로 어깨관절을 1번 두드리는 것을 신호로, 마비측 팔을 위로 올린다(**2**). 팔꿈치가 구부러진 채로 해도 상관없다.

1 시작 자세

셋째 손가락과 넷째 손가락을 마비측 팔의 어깨관절에, 엄지손가락을 마비측 세모근의 앞면에 둔다

마비측 손바닥을 아래로 향하게 하고, 아래팔을 들어 올린다.

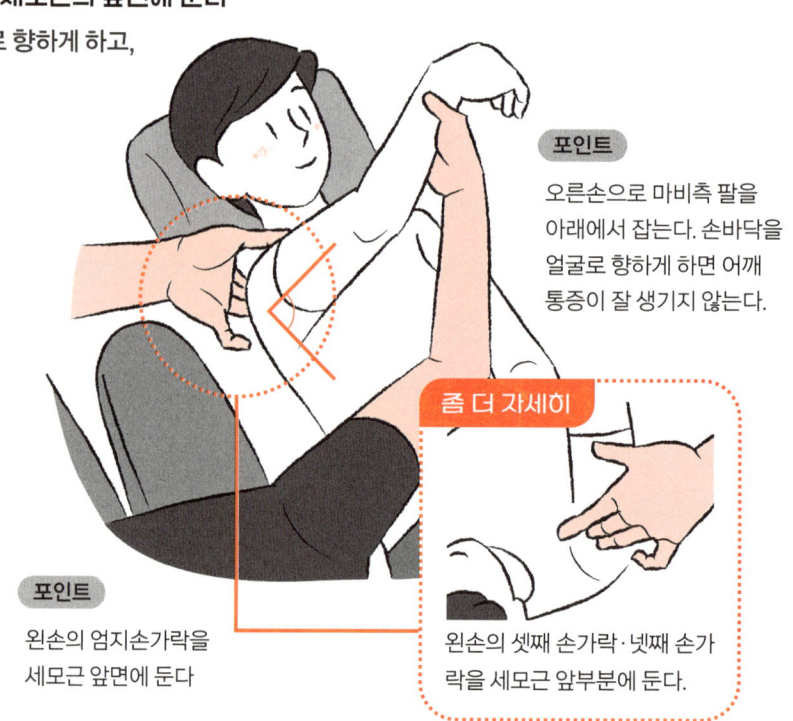

어깨관절의 굽힘·폄

폄 / 굽힘

차렷 자세에서 몸 앞으로 팔을 올리면 어깨관절은 '굽힘'하고, 뒤로 올리면 '폄'한다.

포인트
왼손의 엄지손가락을 세모근 앞면에 둔다

포인트
오른손으로 마비측 팔을 아래에서 잡는다. 손바닥을 얼굴로 향하게 하면 어깨 통증이 잘 생기지 않는다.

좀 더 자세히
왼손의 셋째 손가락·넷째 손가락을 세모근 앞부분에 둔다.

2. 셋째 손가락과 넷째 손가락을 1번 두드리는 것을 신호로 마비측 팔을 올린다

"자, 팔을 귀 옆으로 올리세요."라고 말하면서 어깨관절을 두드리고 마비측 팔을 올린다.

포인트
오른손으로 마비측 팔을 위로 올리도록 유도한다

포인트
왼손 엄지손가락은 움직이지 않는다

포인트
왼손의 셋째 손가락·넷째 손가락으로 두드린다

포인트
마비측 팔이 떨어지지 않도록 지지한다

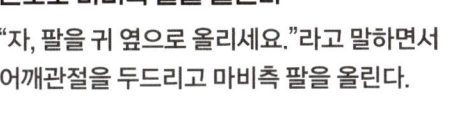

💬 **닥터의 한마디**
엄지손가락을 축으로 셋째 손가락과 넷째 손가락으로 어깨는 두드리는 이미지입니다. 엄지손가락을 움직이지 않으면 셋째 손가락과 넷째 손가락으로 같은 부위를 두드릴 수 있어요.

💭 자, 팔을 귀 옆으로 올리세요~

3. 들어 올리면 재빨리 1로 돌아가 반복한다

마비측 팔꿈치는 구부러져도 상관없다.

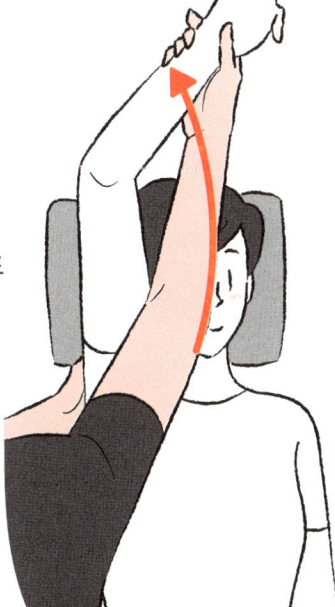

💬 **닥터의 한마디**
트레이닝 ⑤⑥⑦에 나오는 '어깨관절을 두드린다'는 표현은 두드리는 위치를 알기 쉽게 하려고 썼습니다. 실제로는 어깨관절 위에 세모근이 있어서 세모근을 두드리게 됩니다.

기호 설명 ● 민다·누른다   ✋ 두드린다   ↕ 문지른다·미끄러뜨린다   ↑ 움직인다   ↻ 돌린다

※ 특별한 경우가 아니면 환자의 마비측 손과 보호자가 도움을 주는 손은 서로 반대가 된다.

트레이닝

⑥ 어깨 : 팔을 비스듬히 올리기

세모근 앞부분의 안쪽을 두드리고 팔을 비스듬히 올린다

마비측 팔에 자발적인 움직임이 나타났다면 팔을 비스듬히 올리는 데 필요한 '어깨관절의 굽힘·모음'을 촉진한다.

보호자는 마비측에 앉아 오른손으로 마비측 아래팔을 아래에서 잡는다. 왼손의 셋째 손가락과 넷째 손가락을 팔을 똑바로 들어 올리는 트레이닝 ⑤의 위치에서 손가락 하나만큼 안쪽으로 더 들어간 얼굴 가까이에 두고 엄지손가락은 마비측 위팔의 세모근 앞면에 둔다(**1**).

준비되었다면 "자, 머리 쪽으로 올리세요."라고 말하며, 셋째 손가락과 넷째 손가락으로 세모근 앞부분의 안쪽을 두드리고 마비측 팔을 비스듬히 올린다(**2**). 팔을 올렸다면 다시 '시작 자세'로 돌아가 반복한다.

앉아서 이 트레이닝을 실시하면 마비측 팔을 들어 올릴 때 통증이 발생하는 경우가 있다.

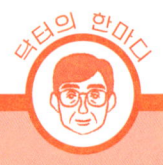

시작 자세

셋째 손가락과 넷째 손가락을 마비측 팔의 어깨관절에, 엄지손가락을 마비측 세모근의 앞면에 둔다

마비측 손바닥을 아래로 향하게 하고 아래팔을 들어 올린다.

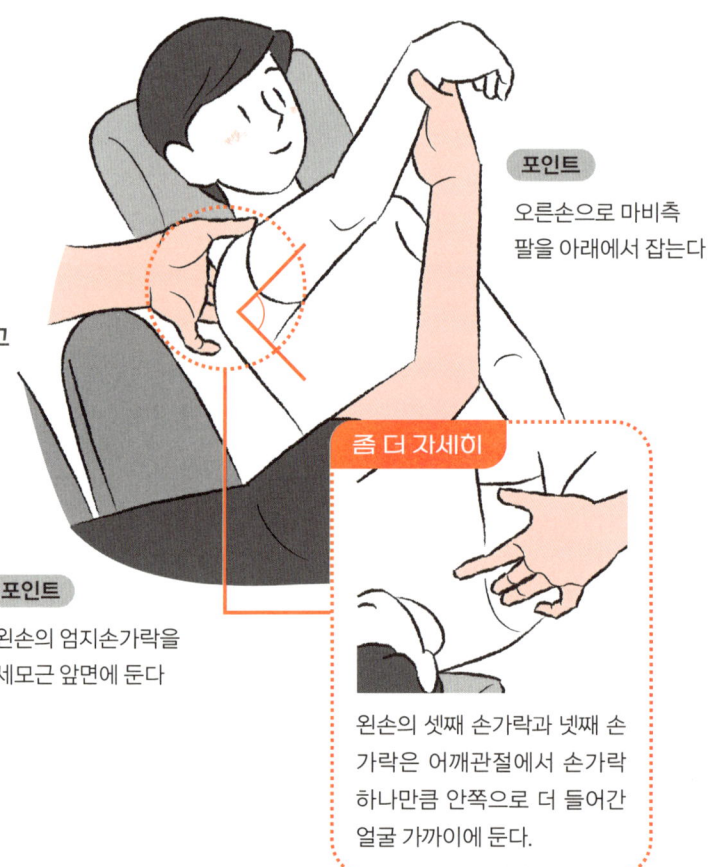

포인트
오른손으로 마비측 팔을 아래에서 잡는다

포인트
왼손의 엄지손가락을 세모근 앞면에 둔다

좀 더 자세히
왼손의 셋째 손가락과 넷째 손가락은 어깨관절에서 손가락 하나만큼 안쪽으로 더 들어간 얼굴 가까이에 둔다.

닥터의 한마디

셋째 손가락과 넷째 손가락을 사용하는 이유는 엄지손가락을 위팔에 두었을 때 자극을 주고 싶은 부위에 닿기 쉬워서입니다. 팔을 바로 올릴 때는 어깨관절, 비스듬히 올릴 때는 그보다 약간 안쪽을 두드려 근육의 수축과 어깨관절의 굽힘을 촉진합니다.

2 어깨관절의 안쪽을 1번 두드리고 마비측 팔을 비스듬히 올리게 한다

"자, 머리 쪽으로 올리세요."라고 말하고, 셋째 손가락과 넷째 손가락으로 세모근 앞부분의 안쪽을 두드려 마비측 팔을 비스듬히 올린다.

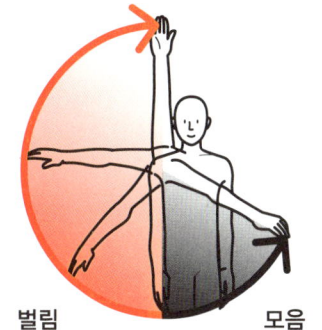

어깨관절의 모음·벌림

차렷 자세에서 손을 몸 안쪽으로 움직이면 어깨관절은 '모음' 하고, 바깥쪽으로 움직이면 어깨관절은 '벌림' 한다.

포인트
오른손으로 마비측 팔을 비스듬히 위쪽으로 유도한다

포인트
왼손의 엄지손가락은 움직이지 않는다

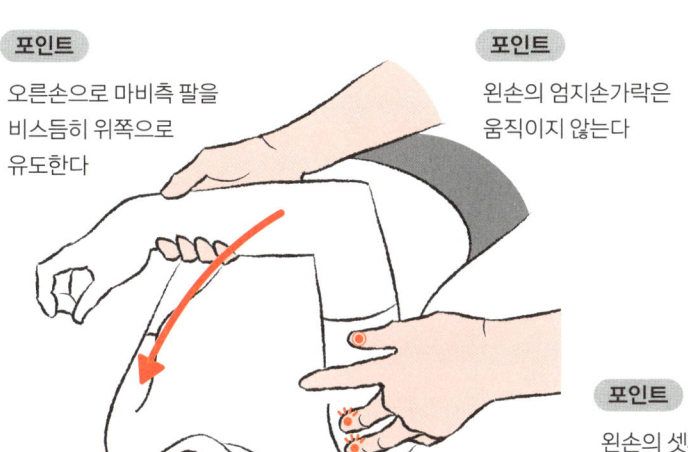

포인트
왼손의 셋째 손가락·넷째 손가락으로 두드린다

💬 자, 머리 쪽으로 올리세요~

3 위로 들었다면 다시 1로 돌아가 반복한다

마비측 팔이 얼굴 위를 비스듬히 가로지르듯이 올렸다면 '시작 자세'로 돌아간다.

포인트
왼손의 엄지손가락· 셋째 손가락·넷째 손가락은 같은 위치에 둔 채로 실시한다

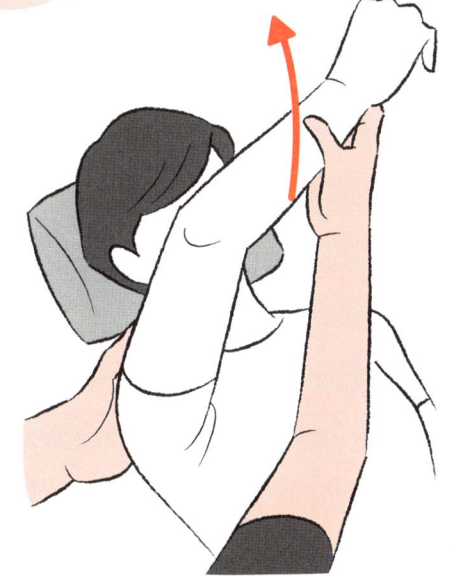

기호 설명 ● 민다·누른다   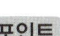 두드린다   ↑ 문지른다·미끄러뜨린다   ↑ 움직인다   ↺ 돌린다

※ 특별한 경우가 아니면 환자의 마비측 손과 보호자가 도움을 주는 손은 서로 반대가 된다.

트레이닝

⑦ 어깨 : 팔을 비스듬히 올렸다 내렸다 하기

**어깨관절의 안쪽을 두드리고
팔을 비스듬히 올린다**

어깨 트레이닝의 상급편이다. 트레이닝 ①부터 ⑥까지 원활하게 할 수 있다면 시도해 보기 바란다. 전문가들도 충분히 연습한 뒤에 하는 방법이므로 어렵다면 무리해서 하지 말고 건너뛰어도 좋다.

먼저 왼손의 엄지손가락을 마비측 위팔의 세모근 앞면에, 셋째 손가락과 넷째 손가락을 어깨관절에서 손가락 하나만큼 안쪽으로 들어간 얼굴 가까이에 둔다(**1**).

준비되었다면 "자, 머리 쪽으로 올리세요."라고 말하며 마비측 아래팔을 안쪽으로 보호자의 시선에서 시계 방향으로(왼쪽 마비의 경우는 반시계 방향) 가볍게 돌린다(**2**).

그리고 셋째 손가락과 넷째 손가락으로 어깨관절의 안쪽을 한 번 두드린 것(**3**)을 신호로 마비측 팔을 비스듬히 올린다(**3·4**).

좀 더 자세히

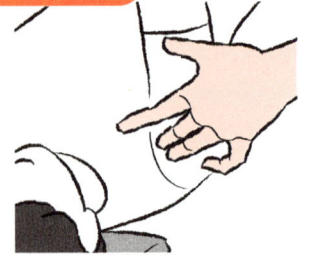

왼손의 엄지손가락은 세모근의 앞면에 두고, 왼손의 셋째 손가락과 넷째 손가락은 어깨관절에서 손가락 하나만큼 더 들어가 얼굴 가까이에 둔다.

닥터의 한마디

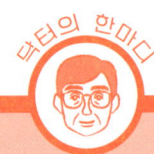

어깨관절의 안쪽을 두드리면 근육은 신장반사를 일으킵니다. 신장반사란 근육이 당겨졌을 때 무의식중에 수축하려는 반응입니다.

1 시작 자세

**셋째 손가락과 넷째 손가락을 마비측 팔의
어깨관절에, 엄지손가락을 마비측 위팔에 둔다**

마비측 손바닥을 아래로 향하게 하고 아래팔을 든다.

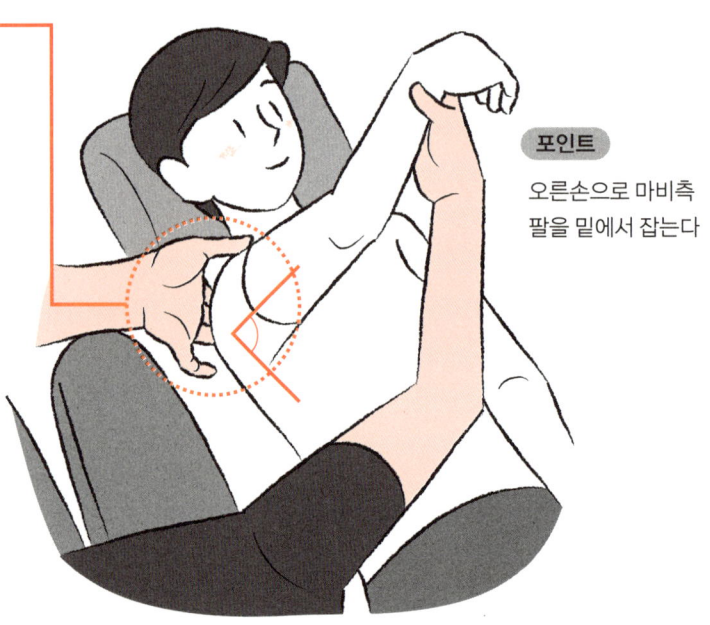

포인트

오른손으로 마비측 팔을 밑에서 잡는다

2. 아래팔을 가볍게 엎침 한다

"자, 머리 쪽으로 올리세요."라고 말하면서 환자의 손바닥이 보호자 쪽을 향하도록 오른손으로 가볍게 돌린다.

포인트
마비측 아래팔은 보호자 시선에서 시계 방향으로 비튼다

포인트
마비측 손목만 비튼다는 느낌으로

자, 머리 쪽으로 올리세요~

3. 어깨관절에서 손가락 하나만큼 안쪽으로 들어간 부위를 한 번 두드린다

셋째 손가락과 넷째 손가락으로 손가락 하나만큼 안쪽으로 들어간 부위를 두드리고 마비측 팔을 비스듬히 올리도록 유도한다.

포인트
오른손으로 마비측 팔을 비스듬히 올리도록 유도한다

포인트
왼손의 엄지손가락은 움직이지 않는다

포인트
왼손의 셋째 손가락·넷째 손가락으로 두드린다

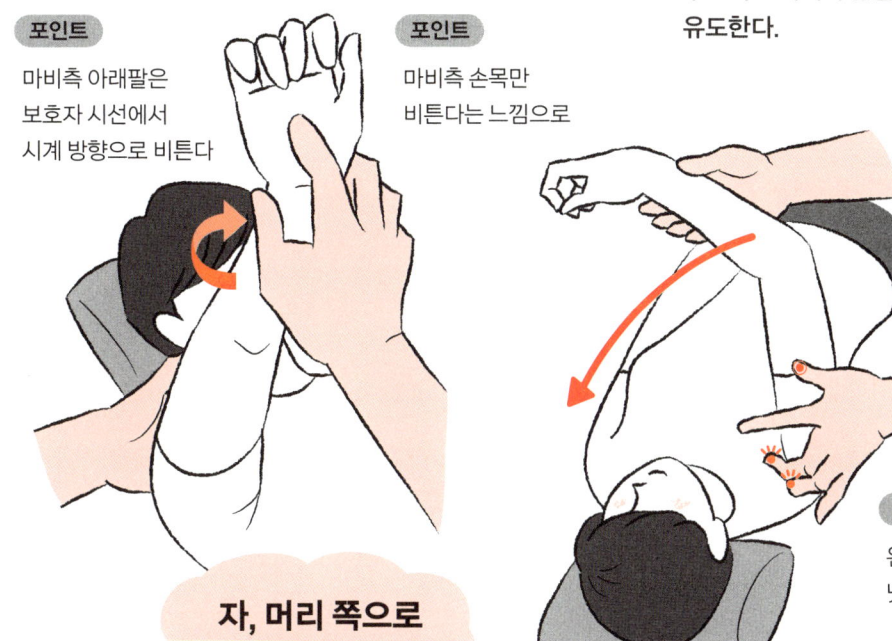

4. 마비측 아래팔을 비스듬히 올리게 한다

마비측 팔이 얼굴 위를 가로지를 때까지 올린다.

포인트
마비측 손바닥은 얼굴 쪽을 향한다

포인트
왼손의 엄지손가락·셋째 손가락·넷째 손가락은 같은 부위에 둔 채로 실시한다

포인트
오른손으로 마비측 팔을 비스듬히 올리도록 유도한다.

기호 설명 ● 민다·누른다   두드린다   ↑ 문지른다·미끄러뜨린다   ↑ 움직인다   ↻ 돌린다

※ 특별한 경우가 아니면 환자의 마비측 손과 보호자가 도움을 주는 손은 서로 반대가 된다.

위팔세갈래근을 눌러 팔을 내리게 한다

마비측 팔을 비스듬히 위로 올렸다면 이어서 '어깨관절의 폄·벌림'을 실시한다.

"아래로 비스듬히."라고 말하며 마비측 아래팔을 보호자 시선에서 반시계 방향으로 가볍게 돌린다(**5**).

그런 다음 왼손의 새끼손가락을 빠르게 마비측 위팔의 뒤쪽, 위팔세갈래근 위로 이동한 뒤, 엄지손가락을 이동한다(**6**). 손가락을 이동했다면 새끼손가락과 엄지손가락으로 위팔세갈래근을 누르면서 환자에게는 **5**에서 돌린 마비측 아래팔의 방향을 다시 되돌리도록 유도한다(**7**).

마비측 팔을 내렸다면 '시작 자세'로 돌아가 이 운동을 반복한다.

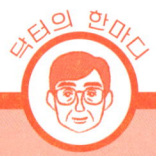

닥터의 한마디

위팔세갈래근에 둔 다섯째 손가락과 엄지손가락은 근육의 폄을 촉진합니다. 팔꿈치를 쉽게 펴기 위한 자극입니다.

---

5 **아래팔을 가볍게 뒤침한다**
마비측 엄지손가락이 보호자 쪽으로 향하도록 오른손으로 재빨리 돌린다.

6 **새끼손가락, 엄지손가락 순으로 위팔세갈래근으로 이동시킨다**

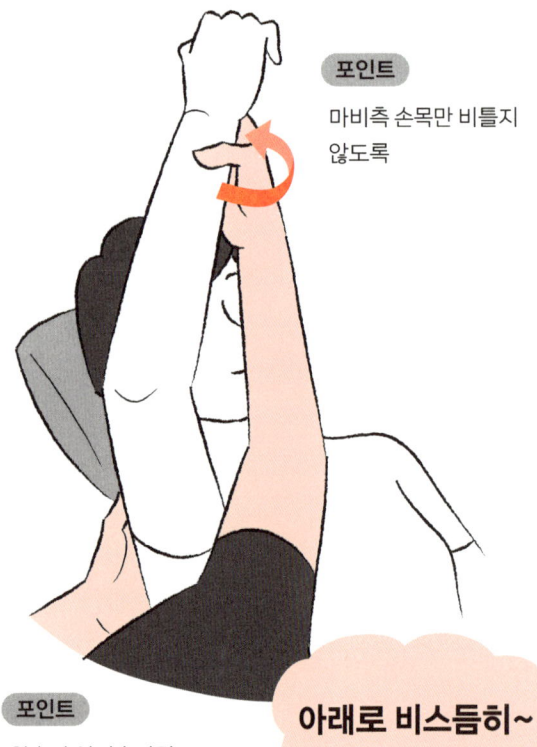

포인트
마비측 손목만 비틀지 않도록

"아래로 비스듬히~"

포인트
왼손의 엄지손가락·셋째 손가락·넷째 손가락은 같은 부위에 둔 채로

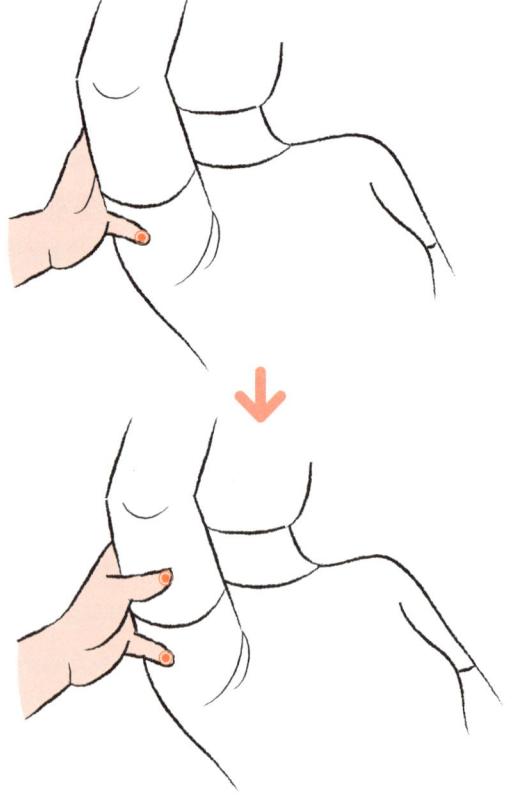

7 손끝에서 아래로 비스듬히 내리게 한다

5에서 돌린 마비측 아래팔의 방향을 되돌리면서 팔을 아래로 내리도록 유도한다.

8 내렸다면 재빨리 1로 돌아가 반복한다

엄지손가락을 마비측 위팔세갈래근 앞면에, 셋째 손가락과 넷째 손가락을 어깨관절로 다시 이동한다.

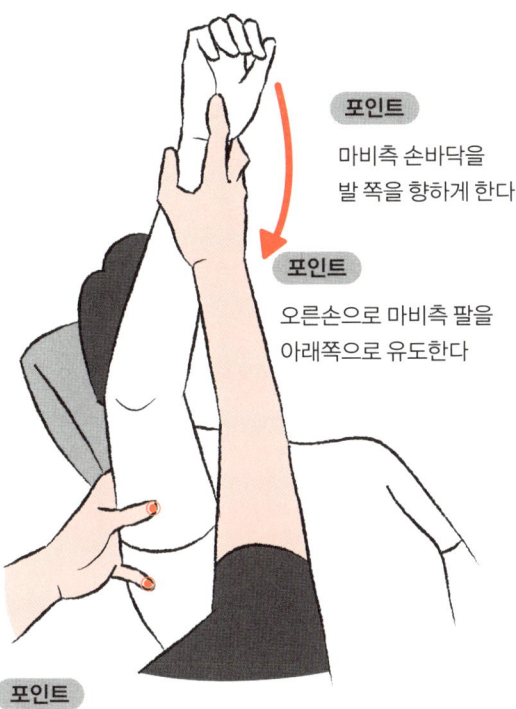

포인트
마비측 손바닥을 발 쪽을 향하게 한다

포인트
오른손으로 마비측 팔을 아래쪽으로 유도한다

포인트
왼손의 새끼손가락과 엄지손가락으로 위팔세갈래근을 누른다

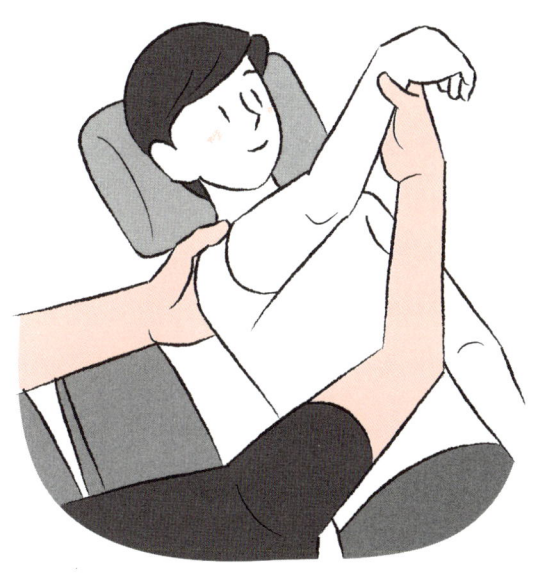

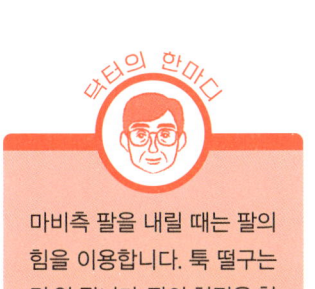

닥터의 한마디

마비측 팔을 내릴 때는 팔의 힘을 이용합니다. 툭 떨구는 건 안 됩니다. 팔의 회전을 천천히 부드럽게 해주세요.

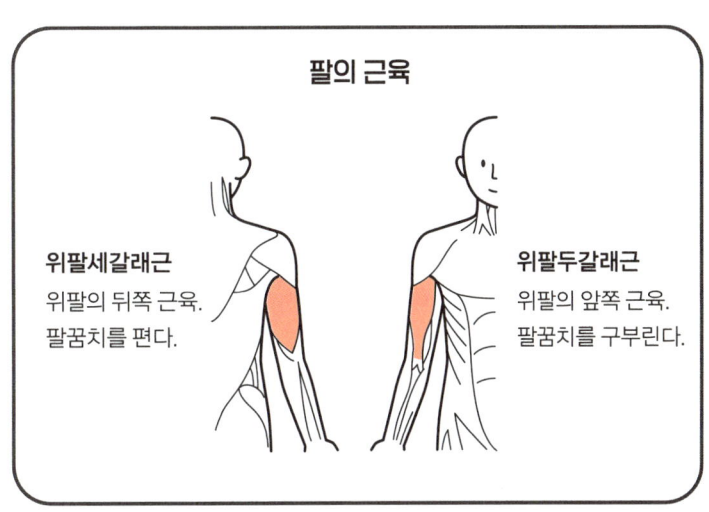

팔의 근육

위팔세갈래근
위팔의 뒤쪽 근육.
팔꿈치를 편다.

위팔두갈래근
위팔의 앞쪽 근육.
팔꿈치를 구부린다.

기호 설명 ● 민다·누른다 ✋ 두드린다 ↕ 문지른다·미끄러뜨린다 ↑ 움직인다 ↻ 돌린다

트레이닝

⑧ 손 : 팔꿈치 구부리고 펴기

**엄지손가락을 팔꿈치뼈에 두고
가운뎃손가락으로 굽힘근을 자극한다**

팔꿉관절을 굽힐 때는 '위팔두갈래근'을 자극하고, 펼 때는 '위팔세갈래근'을 자극하여 자발적인 굽힘·폄을 촉진한다.

보호자는 마비측에 앉아 오른손으로 마비측 팔을 아래에서 잡는다.

왼손의 엄지손가락을 팔꿈치뼈에 두고 다른 손가락은 보조만 하도록 한다(**1**).

준비되었으면 "자, 구부리세요."라고 말하며, 마비측 아래팔을 보호자 시선에서 시계 방향으로 가볍게 돌린다(**2**).

다음으로 왼손의 가운뎃손가락으로 마비측 팔꿈치 안쪽을 눌러 굽힘근을 자극한다. 오른손은 마비측 팔의 움직임을 방해하지 않도록 지지하며 따라간다(**3**).

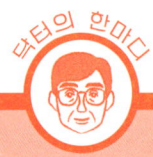

1 시작 자세

**오른손으로 마비측 팔을 잡고 왼손의
엄지손가락을 마비측 팔꿈치뼈에 둔다**

마비측 손바닥을 환자의 발 쪽으로 향한 상태에서 시작한다.

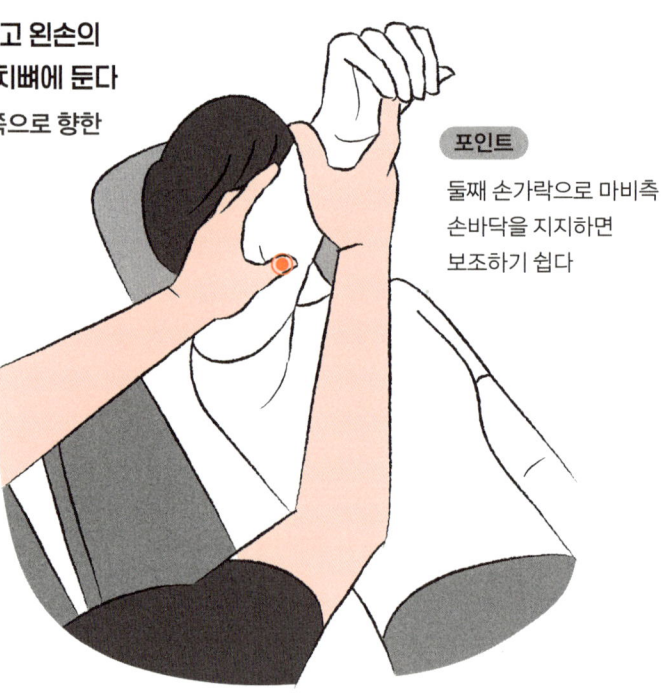

포인트

왼손의 엄지손가락을 팔꿈치뼈에 두고 다른 손가락은 보조한다.

포인트

둘째 손가락으로 마비측 손바닥을 지지하면 보조하기 쉽다

닥터의 한마디

마비측 팔은 손목보다 아래를 잡으세요. 손목을 잡으면 손목관절만 비틀게 되어 아래팔의 트레이닝이 되지 않습니다.

2 아래팔을 가볍게 엎침한다

"자, 구부리세요."라고 말하는 동시에 오른손으로 아래팔을 돌린다. 마비측 손바닥이 보호자 쪽을 향하게 한다.

포인트
왼손의 가운뎃손가락으로 마비측 위팔두갈래근을 누를 준비를 한다

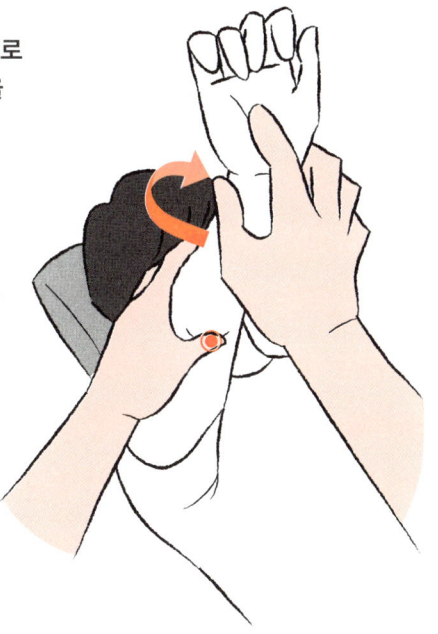

자, 구부리세요~

3 아래팔을 뒤침하면서 팔꿈치를 굽히도록 촉진한다

'왼손의 팔꿈치뼈에 둔 엄지손가락과 가운뎃손가락은 서로 끼우듯 안쪽을 누른다' '아래팔을 뒤침하면서 팔꿈치를 구부린다'를 동시에 실시한다. 팔꿈치를 구부릴 때 아래팔의 뒤침 운동에 방해가 되지 않도록 지지하며 따라간다.

좀 더 자세히

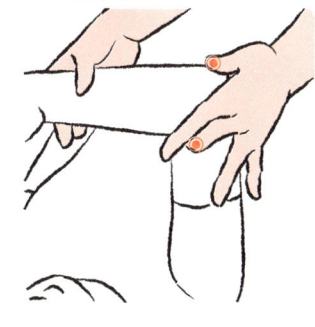

가운뎃손가락으로 팔꿈치의 안쪽으로 눌러 팔꿈관절의 굽힘을 촉진한다.

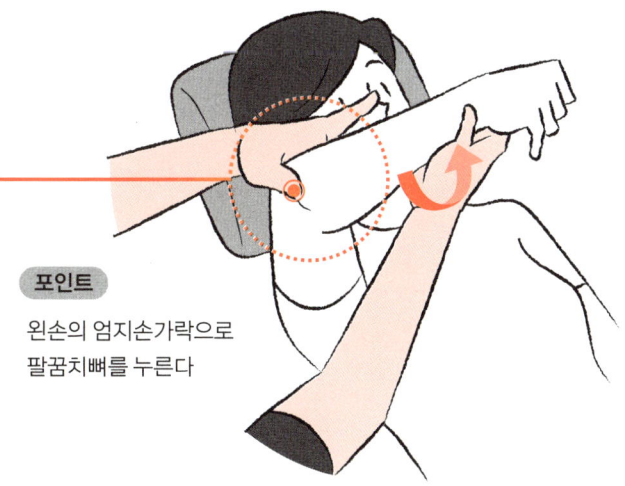

포인트
왼손의 엄지손가락으로 팔꿈치뼈를 누른다

기호 설명　● 민다·누른다　　두드린다　↑ 문지른다·미끄러뜨린다　↑ 움직인다　↻ 돌린다

※ 특별한 경우가 아니면 환자의 마비측 손과 보호자가 도움을 주는 손은 서로 반대가 된다.

엄지손가락을 마비측 위팔로 이동하고 팔꿉관절의 폄을 촉진한다

팔꿉치가 구부릴 수 있는 범위까지 다 굽혀졌다면 왼손의 엄지손가락을 마비측 위팔세갈래근의 힘줄(뼈와 근육을 연결하는 부분) 위에 두고 다른 손가락은 보조한다(4).

여기까지는 팔꿉관절의 폄 운동이다. 마비측 아래팔을 엎침시키면서 환자에게는 마비측 팔을 펴게 한다(5).

손바닥이 발 쪽을 향했다면 '시작 자세'로 돌아간다. 이 운동을 반복한다.

우선 '팔꿉치를 굽힐 때는 팔꿉치의 안쪽을 누른다', '팔꿉치를 펼 때는 팔꿉치의 가쪽을 누른다'는 것을 기억하자.

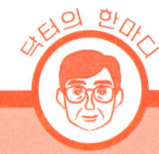

닥터의 한마디

마비 상태는 사람마다 다르므로 팔꿉치가 구부러지는 각도나 펴지는 방식은 각기 다릅니다. 통증이 발생한다는 것은 '무리해서 구부리고 있거나 펴고 있다'는 신호입니다. 통증이 없는 범위 내에서 트레이닝을 실시하세요.

4. 팔꿉치가 구부러졌다면 엄지손가락을 마비측 위팔세갈래근 힘줄로 이동한다

왼손의 엄지손가락을 팔꿉치뼈의 위에서 세갈래근 힘줄로 이동하고 다른 손가락은 보조한다. "자, 펴세요."라고 말하면서 동시에 아래팔을 조금 뒤침시켜 마비측 팔을 펴게 한다.

포인트
마비측 엄지손가락을 위로 오게 한다

포인트
손바닥이 환자의 얼굴 쪽으로 향하게 한다

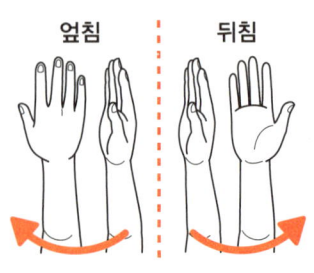

아래팔의 엎침·뒤침

엄지손가락을 안쪽으로 돌리고 손등을 보이게 하는 움직임을 '엎침', 엄지손가락을 바깥쪽으로 돌리고 손바닥을 보이는 움직임을 '뒤침'이라고 한다. 트레이닝 ⑧의 2, 5에서는 아래팔을 '엎침'하고, 3, 4에서는 아래팔을 '뒤침'한다.

엎침 | 뒤침

자, 펴세요~

5 아래팔을 엎침하면서 팔꿈치를 펴도록 촉진한다

보호자는 아래팔을 돌리면서 손바닥이 발 쪽을 향하게 한다.

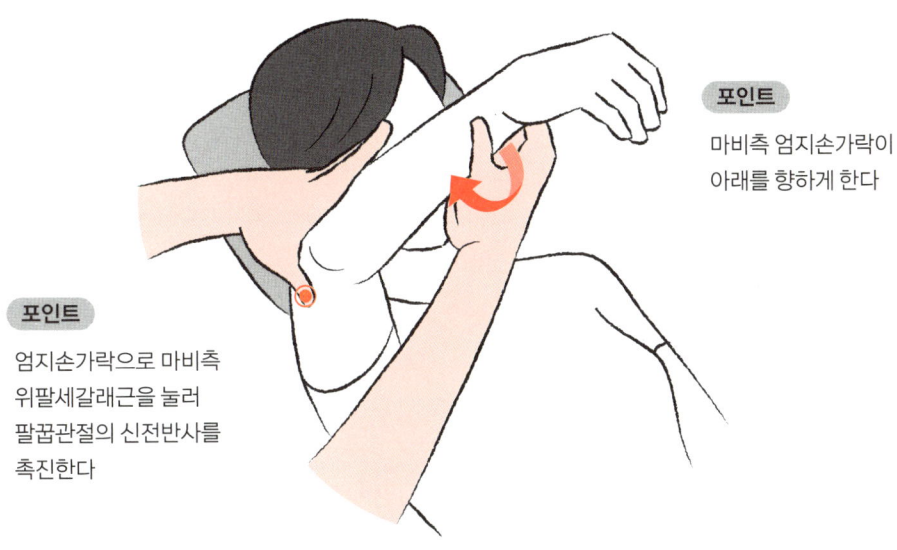

포인트
마비측 엄지손가락이 아래를 향하게 한다

포인트
엄지손가락으로 마비측 위팔세갈래근을 눌러 팔꿉관절의 신전반사를 촉진한다

6 팔꿈치를 폈다면 1로 돌아가 반복한다

마비측 팔이 펴지면 '시작 자세'가 된다.

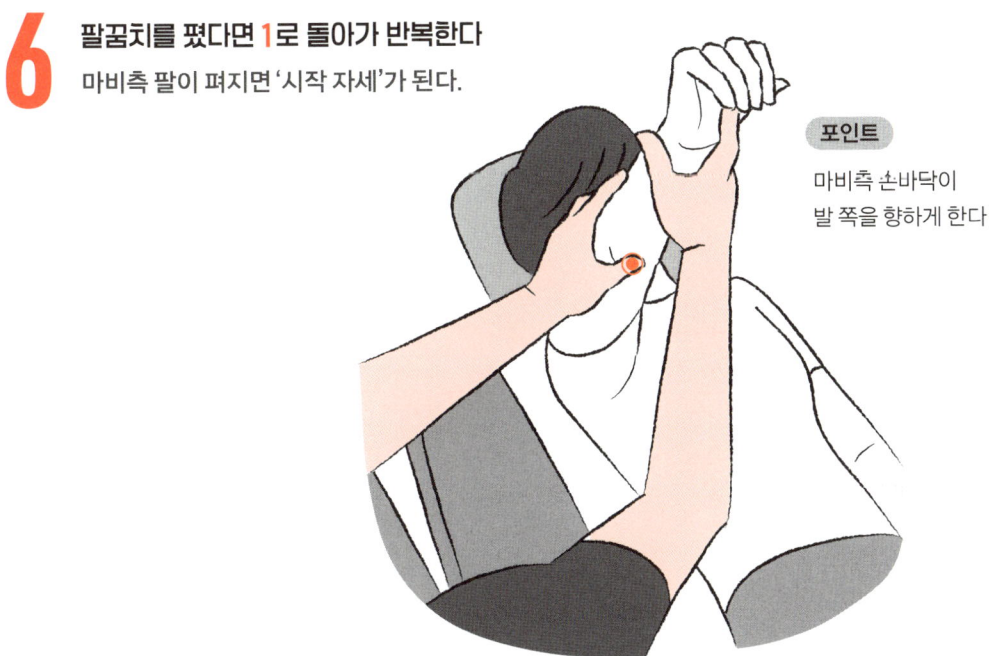

포인트
마비측 손바닥이 발 쪽을 향하게 한다

기호 설명 ● 민다·누른다 ✋ 두드린다 ↑ 문지른다·미끄러뜨린다 ↑ 움직인다 ↻ 돌린다

트레이닝

⑨ 손 : 팔 엎침하기

팔꿈치를 기준으로 아래팔을 가볍게 뒤침한 뒤 엎침한다

상체를 움직이지 않고 아래팔만 회전해 손바닥이 발 쪽을 향하게 하여 '아래팔의 엎침'을 촉진한다.

보호자는 마비측에 앉아 왼손으로 마비측 아래팔을 아래에서 잡고 마비측 팔꿈치를 90도 정도 구부린 상태에서 얼굴 위에서 잡는다.

오른손은 엄지손가락과 둘째 손가락 사이에 마비측 팔꿈치를 오도록 하고 다른 손가락은 뗀다(**1**).

준비되었으면 '손바닥을 아래쪽으로'라고 말하면서 왼손으로 마비측 아래팔을 가볍게 돌린다(**2**). 계속해서 오른손의 둘째 손가락과 셋째 손가락·넷째 손가락으로 마비측 아래팔의 안쪽을 문지른다(**3**).

1 시작 자세

마비측 팔꿈치를 오른손 엄지손가락과 둘째 손가락 사이에 둔다

마비측 손바닥을 아래로 향하게 하고 얼굴 위에서 잡는다.

포인트
왼손으로 마비측 팔을 아래에서 잡는다

포인트
마비측 손바닥은 아래로 향한다

좀 더 자세히
팔꿈치를 90도 정도 구부린 상태가 되게 한다.

포인트
엄지손가락과 둘째 손가락을 제외한 손가락은 뗀다

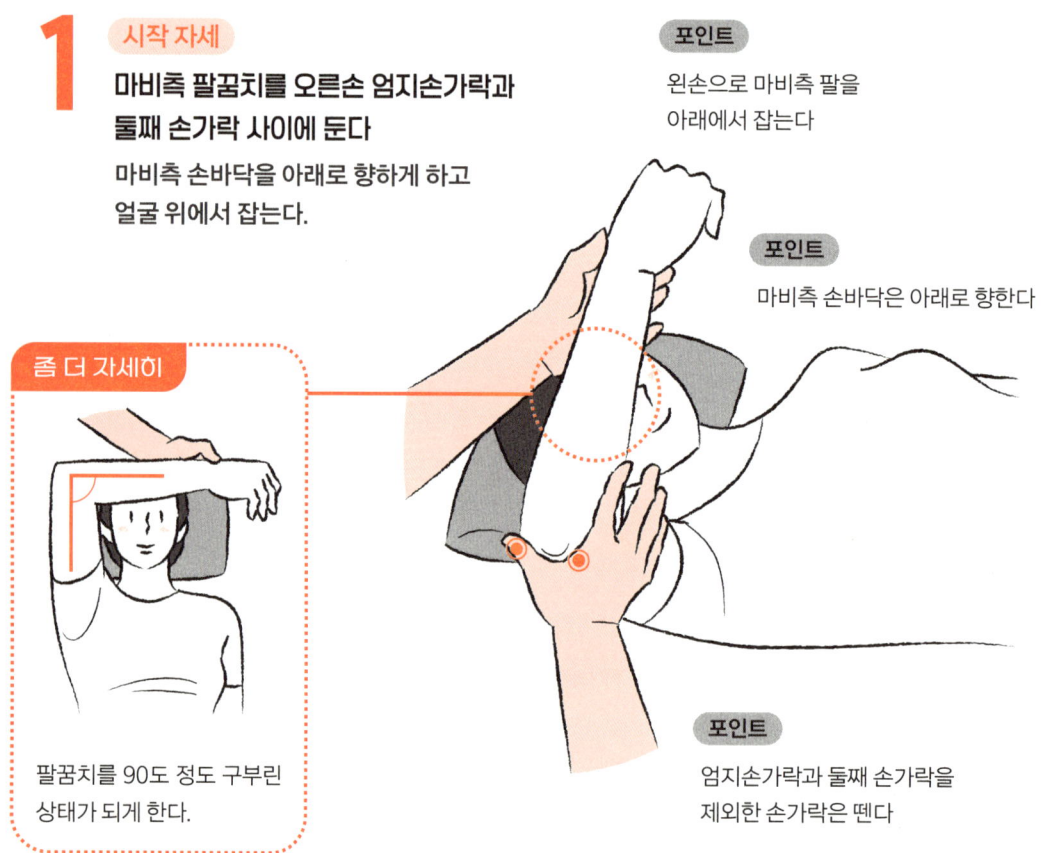

아래팔의 엎침·뒤침

엄지손가락을 안쪽으로 돌리고 손등을 보이게 하는 움직임을 '엎침', 엄지손가락을 바깥쪽으로 돌리고 손바닥을 보이는 움직임을 '뒤침'이라고 한다. 트레이닝 ❾의 2에서는 아래팔을 '뒤침'하고, 3, 4에서는 아래팔을 '엎침'한다.

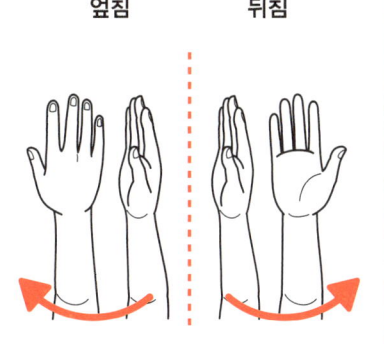

2 아래팔을 가볍게 뒤침한다

"손바닥을 아래로."라고 말하고 마비측 엄지손가락이 보호자 쪽을 향하도록 왼손으로 돌린 다음, 오른손의 둘째 손가락과 셋째 손가락·넷째 손가락을 마비측 아래팔에 둔다.

포인트
오른손 엄지손가락과 둘째 손가락 사이에 팔꿈치를 둔 채로

💬 손바닥을 아래로~

닥터의 한마디

2에서 오른손의 둘째 손가락과 셋째 손가락·넷째 손가락은 손가락을 편 상태에서 해도 괜찮습니다. 보조자의 손가락 길이, 마비측 팔의 두께에 따라 손가락의 위치는 달라집니다. 하지만 마비측 아래팔을 누르는 것만으로도 효과가 있습니다.

기호 설명 ◉ 민다·누른다 ✋ 두드린다 ⬆ 문지른다·미끄러뜨린다 ⬆ 움직인다 ↩ 돌린다

※ 특별한 경우가 아니면 환자의 마비측 손과 보호자가 도움을 주는 손은 서로 반대가 된다.

아래팔을 문지르는 동안 손바닥을 발 쪽으로 향하게 한다

마비측 아래팔에 둔 둘째 손가락과 셋째 손가락, 넷째 손가락으로 마비측 아래팔을 팔꿈치 쪽으로 문지른다.

문지르는 동안 환자에게는 스스로 마비측 아래팔을 엎침하도록 한다. 환자의 시선에서는 손바닥이 뒤집히면서 손등이 보이는 방향이다. 보호자는 마비측 아래팔을 문지르면서 "손바닥을 아래쪽으로."라고 말하며 환자를 북돋아주는 것이 좋다(**3**).

마지막으로 보조자는 마비측 아래팔을 가볍게 엎침한다(**4**).

'시작 자세'로 돌아가 이 운동을 반복한다.

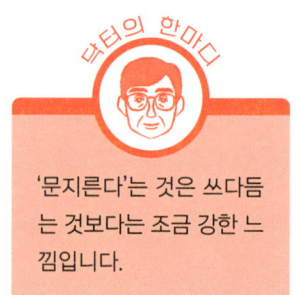

닥터의 한마디

'문지른다'는 것은 쓰다듬는 것보다는 조금 강한 느낌입니다.

3 아래팔을 엎침 하게 한다

"손바닥을 아래쪽으로."라고 말하면서 마비측 아래팔을 돌리도록 촉진한다. 보호자는 오른손의 둘째 손가락과 셋째 손가락, 넷째 손가락으로 마비측 아래팔을 한 번 문지른다.

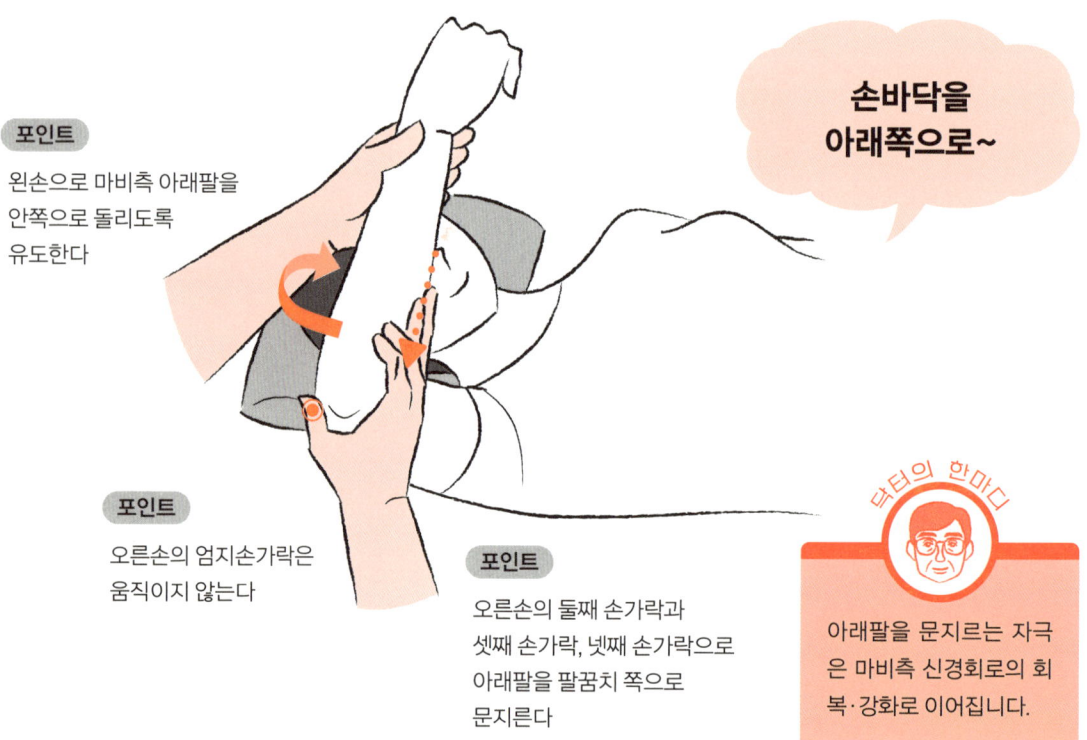

포인트 왼손으로 마비측 아래팔을 안쪽으로 돌리도록 유도한다

포인트 오른손의 엄지손가락은 움직이지 않는다

포인트 오른손의 둘째 손가락과 셋째 손가락, 넷째 손가락으로 아래팔을 팔꿈치 쪽으로 문지른다

손바닥을 아래쪽으로~

닥터의 한마디

아래팔을 문지르는 자극은 마비측 신경회로의 회복·강화로 이어집니다.

아래팔의 '앞쪽'과 '뒤쪽'

이 책에서는 아래팔의 손바닥 쪽을 '앞쪽', 손등 쪽을 '뒤쪽'이라고 칭한다.

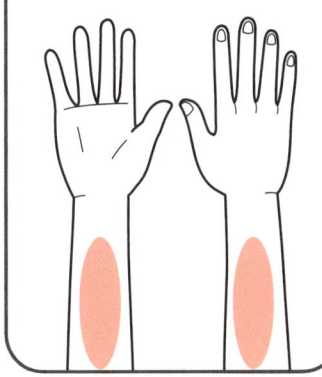

아래팔의 앞쪽　아래팔의 뒤쪽

4 아래팔을 가볍게 엎침한다

마비측 손바닥이 발 쪽을 향하도록 보호자가 왼손으로 가볍게 돌린다.

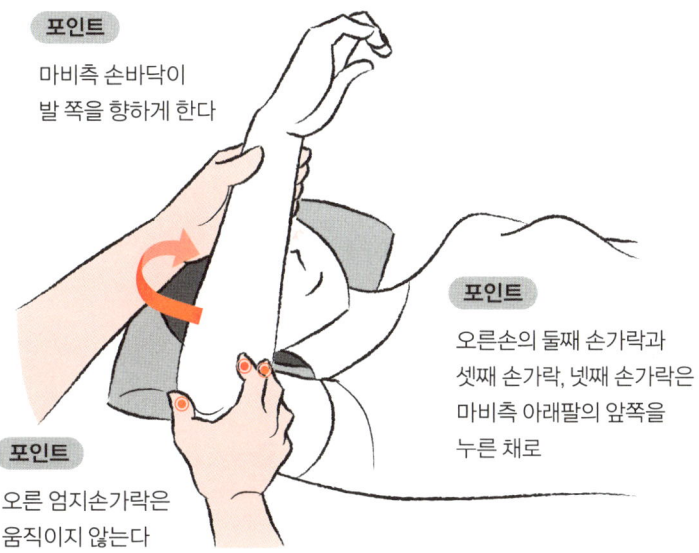

포인트
마비측 손바닥이 발 쪽을 향하게 한다

포인트
오른손의 둘째 손가락과 셋째 손가락, 넷째 손가락은 마비측 아래팔의 앞쪽을 누른 채로

포인트
오른 엄지손가락은 움직이지 않는다

5 손바닥을 아래로 향하게 하여 1로 돌아가 반복한다

팔꿈치를 오른손의 엄지손가락과 둘째 손가락 사이에 두고 다른 손가락은 뗀다.

포인트
마비측 손바닥은 아래로 향한다

기호 설명　● 민다·누른다　 두드린다　 문지른다·미끄러뜨린다　↑ 움직인다　↺ 돌린다

트레이닝

⑩ 손 : 팔 뒤침하기

아래팔을 아래에서 잡고 가볍게 엎침하면서 뒤침한다

트레이닝 ⑨와는 반대로 움직여 '아래팔의 뒤침'을 촉진하는 트레이닝이다.

보호자는 마비측에 앉아 왼손으로 마비측 아래팔 아래를 잡고 마비측 팔을 90도 정도 구부린 상태에서 환자의 얼굴 위에서 잡는다.

오른손은 엄지손가락과 손바닥에서 팔꿈치를 끼워 둘째 손가락·셋째 손가락·넷째 손가락을 펴 마비측 아래팔의 뒤쪽(손등쪽)에 둔다(**1**).

준비되었으면 "손바닥을 위쪽으로."라고 말하며 왼손으로 마비측 아래팔을 가볍게 돌린다(**2**). 이어서 오른손의 둘째 손가락·셋째 손가락·넷째 손가락으로 마비측 아래팔 뒤쪽을 문지른다(**3**).

1 시작 자세

마비측 팔꿈치를 옆에서 엄지손가락과 손바닥으로 끼운다

마비측 손바닥을 아래로 향하게 하여 얼굴 위에서 잡는다.

포인트
마비측 손바닥은 아래로 향한다

좀 더 자세히

팔꿈치를 90도 정도 구부린 상태에서 한다.

포인트
오른손의 엄지손가락과 손바닥으로 마비측 팔꿈치를 감싼다

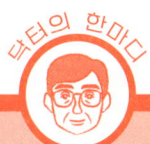

대부분 마비의 회복은 아래팔의 뒤침이 선행합니다. '아래팔의 엎침'보다 '아래팔의 뒤침' 쪽이 더 잘되도록 트레이닝하세요.

2 아래팔을 빠르게 엎침한다

"손바닥을 위쪽으로."라고 말하며 마비측 손바닥이 천장을 향하도록 왼손으로 빠르게 돌린 다음, 오른손의 둘째 손가락, 셋째 손가락, 넷째 손가락을 마비측 아래팔 뒤쪽에 둔다.

포인트

아래팔을 돌릴 때는 엄지손가락과 둘째 손가락으로 팔을 지지한다

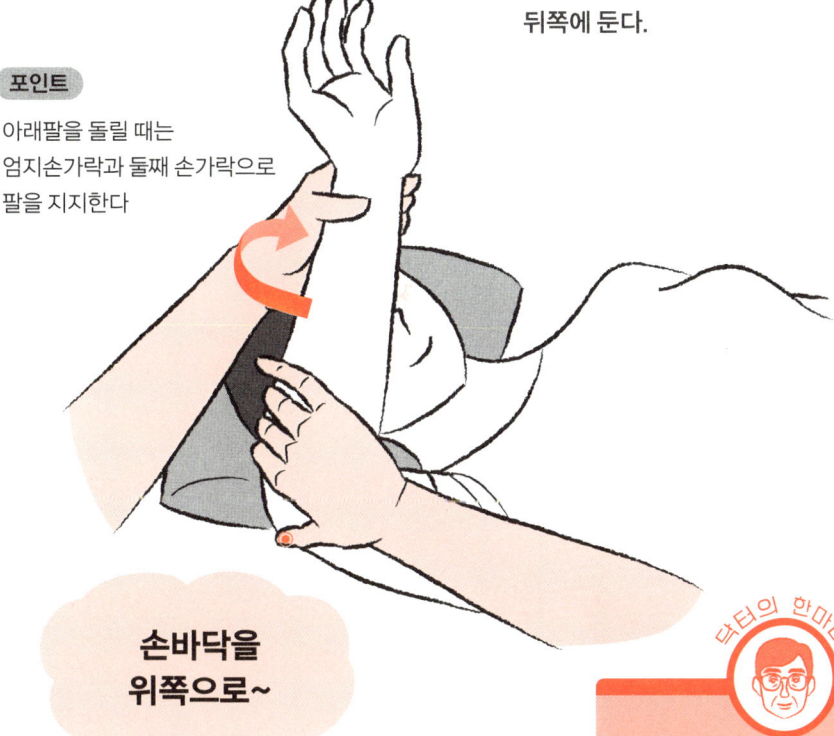

손바닥을 위쪽으로~

오른손의 둘째 손가락, 셋째 손가락, 넷째 손가락을 두는 위치는 손가락을 편 채로 해도 상관없습니다. 보호자의 손가락 길이, 마비측 팔의 두께에 따라 손가락의 위치는 달라집니다. 하지만 마비측 아래팔을 누르는 것만으로도 효과가 있습니다.

기호 설명 ● 민다·누른다   ⁂ 두드린다   ↑ 문지른다·미끄러뜨린다   ↑ 움직인다   ↻ 돌린다

※ 특별한 경우가 아니면 환자의 마비측 손과 보호자가 도움을 주는 손은 서로 반대가 된다.

아래팔의 뒤쪽을 문지르는 동안에 손바닥을 얼굴 쪽으로 향한다

마비측 아래팔 뒤쪽에 둔 둘째 손가락, 셋째 손가락, 넷째 손가락으로 마비측 아래팔의 뒤쪽을 팔꿈치 방향으로 문지른다.

문지르는 동안 환자에게는 마비측 아래팔을 뒤침하도록 한다. 환자 시선에서 보면 손등이 뒤집혀 손바닥이 보이는 방향이다. 보호자는 마비측 아래팔의 뒤쪽을 문지르면서 "손바닥을 얼굴 쪽으로."라고 말하면 좋다(**3**).

마지막으로 보호자는 마비측 아래팔을 가볍게 뒤침한다(**4**).

트레이닝 ⑨ ⑩은 연결해서 할 수 있다. ⑨의 **4** 다음에 오른손을 ⑩의 **1** 형태(마비측 팔꿈치를 옆에서 엄지손가락과 손바닥으로 끼운다)로 하고, ⑩의 **4** 다음에 오른손을 ⑨의 **1** 형태로 한다. '아래팔의 엎침·뒤침'을 연속해서 하는 촉통이다.

3 아래팔을 뒤침하게 한다

"손바닥을 얼굴 쪽으로."라고 말하면서 마비측 아래팔을 돌리도록 촉진한다. 보호자는 오른손의 엄지손가락을 제외한 손가락으로 마비측 아래팔의 뒤쪽을 한 번 문지른다.

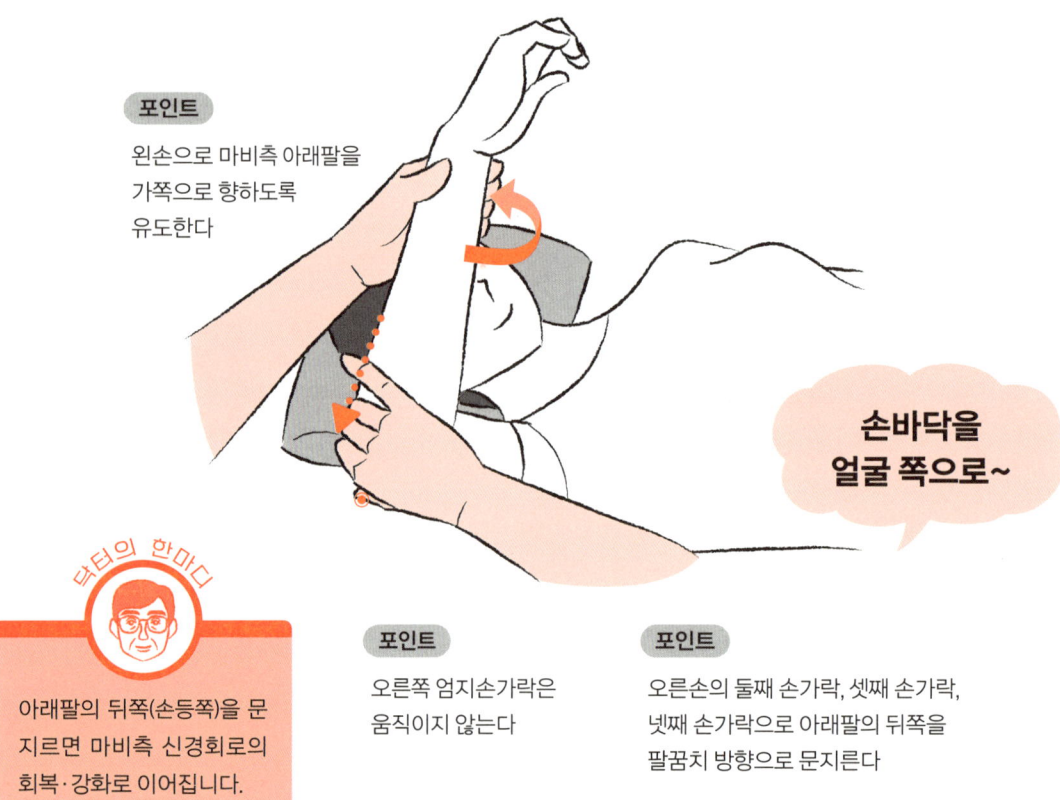

포인트
왼손으로 마비측 아래팔을 가쪽으로 향하도록 유도한다

손바닥을 얼굴 쪽으로~

닥터의 한마디
아래팔의 뒤쪽(손등쪽)을 문지르면 마비측 신경회로의 회복·강화로 이어집니다.

포인트
오른쪽 엄지손가락은 움직이지 않는다

포인트
오른손의 둘째 손가락, 셋째 손가락, 넷째 손가락으로 아래팔의 뒤쪽을 팔꿈치 방향으로 문지른다

아래팔의 '앞쪽'과 '뒤쪽'

이 책에서는 아래팔의 손바닥 쪽을 '앞쪽', 손등 쪽을 '뒤쪽'이라고 칭한다.

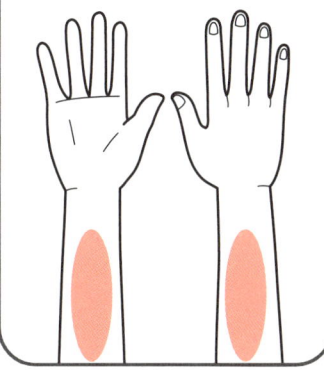

4 아래팔을 가볍게 뒤침한다

마비측 엄지손가락이 보호자 쪽을 향하도록 왼손으로 천천히 돌린다.

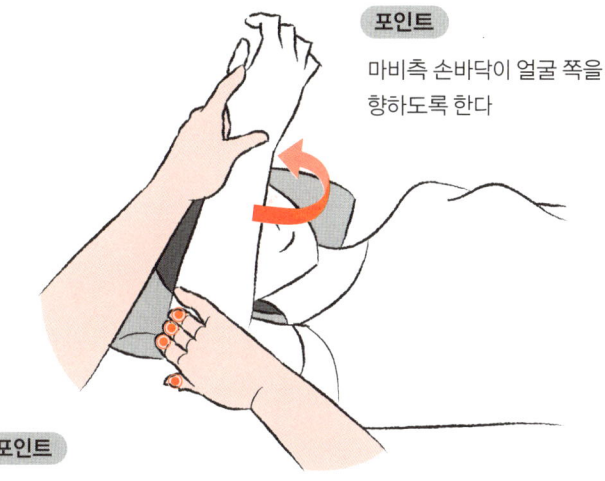

포인트
마비측 손바닥이 얼굴 쪽을 향하도록 한다

포인트
오른손의 둘째 손가락, 셋째 손가락, 넷째 손가락으로 마비측 아래팔의 뒤쪽을 누른다

5 손바닥을 아래로 향하게 해서 1로 돌아가 반복한다

오른쪽 엄지손가락과 손바닥으로 팔꿈치를 감싸고 다른 손가락은 뗀다.

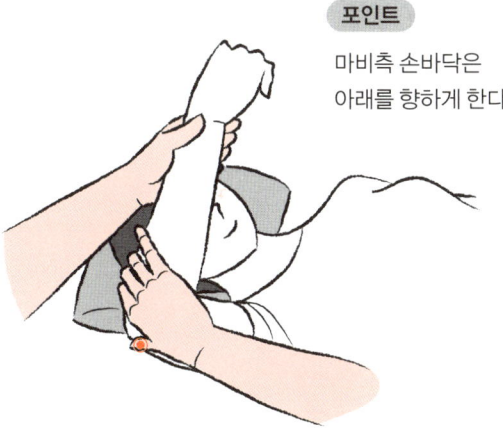

포인트
마비측 손바닥은 아래를 향하게 한다

아래팔의 엎침·뒤침

엄지손가락을 안쪽으로 돌리고 손등을 보이게 하는 움직임을 '엎침', 엄지손가락을 바깥쪽으로 돌리고 손바닥을 보이는 움직임을 '뒤침'이라고 한다. 트레이닝 ⑩의 2에서는 아래팔을 '엎침'하고, 3, 4에서는 아래팔을 '뒤침' 한다.

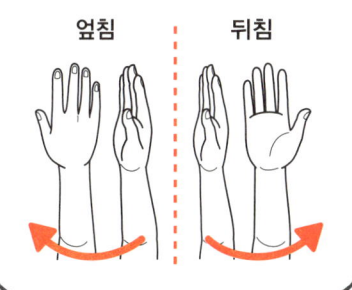

기호 설명 ● 민다·누른다   두드린다   문지른다·미끄러뜨린다   ↑ 움직인다   ↻ 돌린다

> 트레이닝

⑪ 손가락 : 손가락 벌리기

손가락을 벌린다

마비가 심하면 자신의 의지대로 손가락을 펴기가 힘들다. 그래서 우선 손가락을 펴는 노력을 유도하면서, 대부분은 타동적으로 '손가락 벌리기'를 실시하여 회복을 촉진한다.

보호자는 마비측에 앉아 마비측 팔꿈치를 자신의 오른쪽 무릎에 둔다. 양손으로 마비측 손을 끼우듯이 잡고 환자가 손바닥을 보도록 한다(**1**).

먼저 '손가락 전체 벌리기'부터 시작한다. 왼손으로 마비측 엄지손가락의 관절을, 오른손으로 새끼손가락의 관절 부분을 잡고 엄지손가락과 새끼손가락을 떼어내듯이 바깥쪽으로 서서히 잡아당기는 것이 요령이다(**2**).

1 시작 자세

왼손의 엄지손가락을 마비측 엄지손가락의 관절에 둔다

마비측 손목을 굽혀 손바닥을 아래로 향한 상태에서
"큰 공을 잡는다고 생각하세요."라고 말한다.

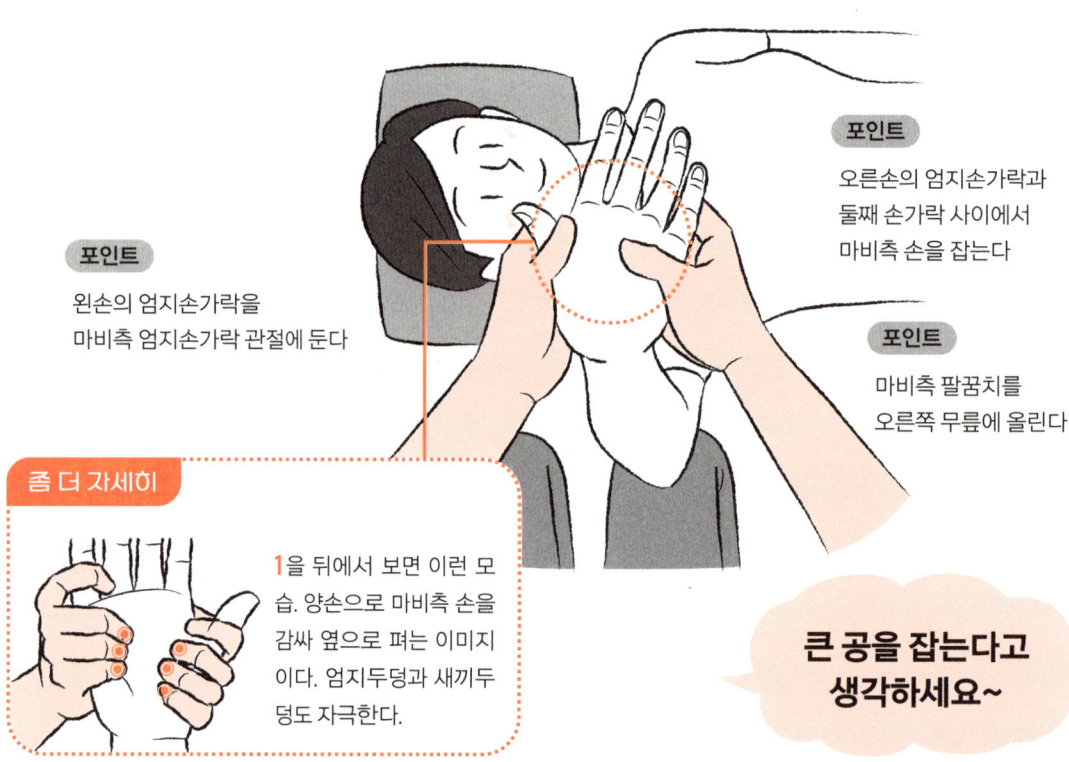

포인트
오른손의 엄지손가락과 둘째 손가락 사이에서 마비측 손을 잡는다

포인트
왼손의 엄지손가락을 마비측 엄지손가락 관절에 둔다

포인트
마비측 팔꿈치를 오른쪽 무릎에 올린다

좀 더 자세히
1을 뒤에서 보면 이런 모습. 양손으로 마비측 손을 감싸 옆으로 펴는 이미지이다. 엄지두덩과 새끼두덩도 자극한다.

> 큰 공을 잡는다고 생각하세요~

2. 마비측 엄지손가락과 새끼손가락을 바깥쪽으로 잡아당긴다

'펴세요', '쭉쭉'과 같은 말을 하면서 마비측 엄지손가락의 제1관절 부근까지 문지른다.

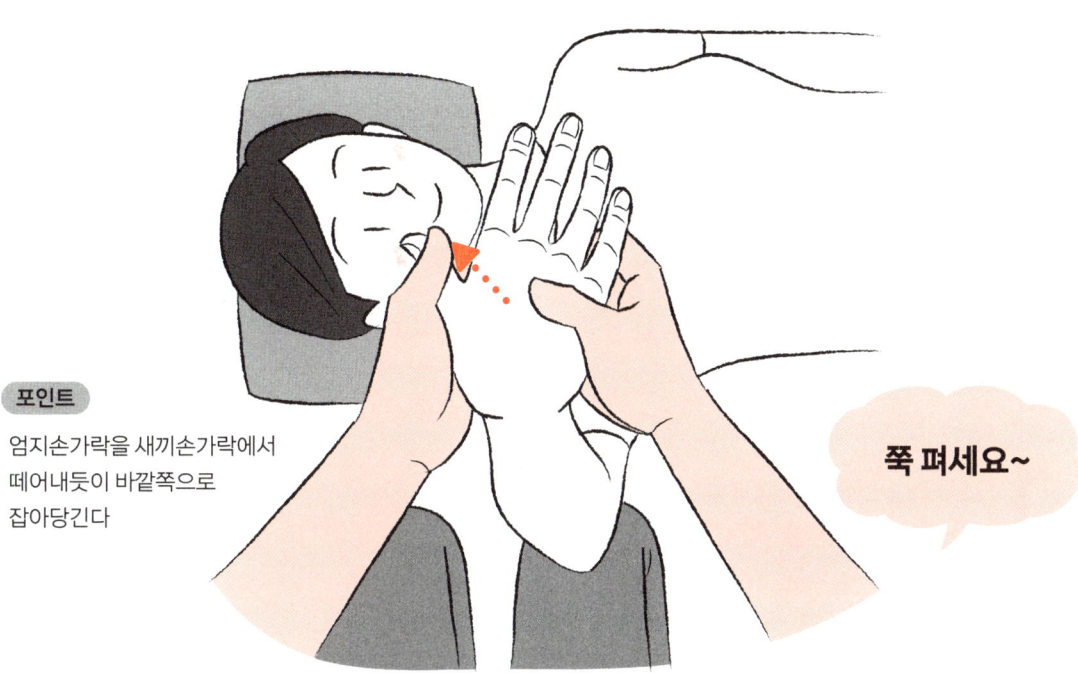

포인트

엄지손가락을 새끼손가락에서 떼어내듯이 바깥쪽으로 잡아당긴다

쭉 펴세요~

손가락 관절

이 책에서는 손끝부터 차례로 '제1관절', '제2관절', '손허리손가락관절(뿌리 부분)'이라고 부르기로 한다. 따라서 엄지손가락의 관절은 '제1관절'과 '손허리손가락관절'로 구성된다.

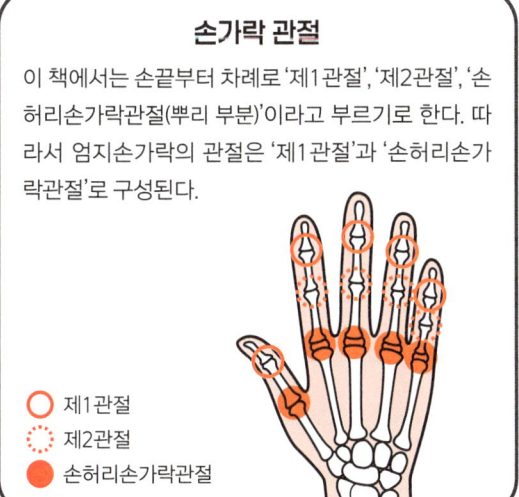

○ 제1관절
◌ 제2관절
● 손허리손가락관절

닥터의 한마디

마비측 팔을 보호자의 무릎에 올리는 것은 높이 조절을 위해서입니다. 쿠션, 베개, 타월도 좋습니다. 보호자가 편한 높이에서 해주세요.

기호 설명 ● 민다·누른다 ✋ 두드린다 ↑ 문지른다·미끄러뜨린다 ↑ 움직인다 ↺ 돌린다

※ 특별한 경우가 아니면 환자의 마비측 손과 보호자가 도움을 주는 손은 서로 반대가 된다.

손가락을 잡아당기듯이 천천히 문지른다

손가락의 폄을 위한 준비 운동이다.

왼손으로 마비측 손을 고정하고 오른손의 둘째 손가락과 셋째 손가락 사이에서 마비측 네 손가락을 끼운다(**3**). 끼운 채로 네 손가락을 잡아당기듯이 손끝을 향해 천천히 문지른다(**4**). 그런 다음 왼손 엄지손가락과 둘째 손가락으로 마비측 엄지손가락을 끼워 문지른다.

트레이닝 ⑪을 하기 어려운 경우는 **1~2**와 **3~5**로 나누어, 각각 20~30회를 목표로 반복한다.

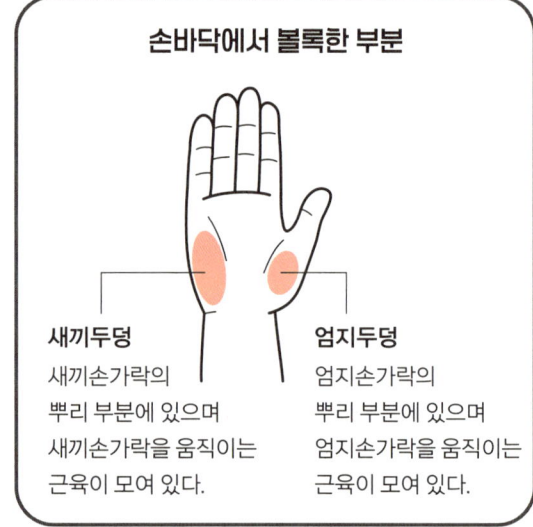

손바닥에서 볼록한 부분

새끼두덩
새끼손가락의 뿌리 부분에 있으며 새끼손가락을 움직이는 근육이 모여 있다.

엄지두덩
엄지손가락의 뿌리 부분에 있으며 엄지손가락을 움직이는 근육이 모여 있다.

3 보호자의 셋째 손가락과 둘째 손가락 사이에 마비측 네 손가락을 끼운다

왼손의 엄지손가락을 마비측 손등에 두고, 오른손 둘째 손가락과 셋째 손가락 사이에 마비측 엄지를 제외한 네 손가락을 끼운 상태에서 시작한다.

포인트
왼손의 엄지손가락을 제외한 네 손가락은 마비측 엄지두덩을 감싸듯이 잡는다

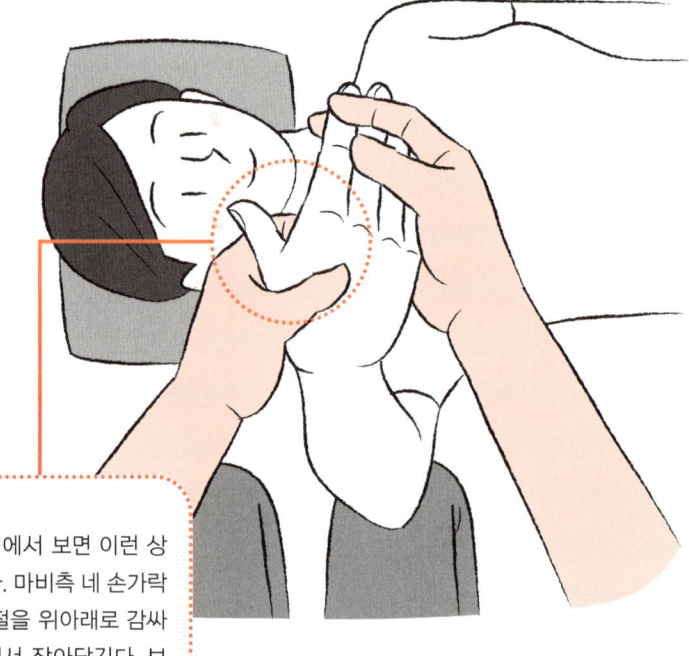

좀 더 자세히

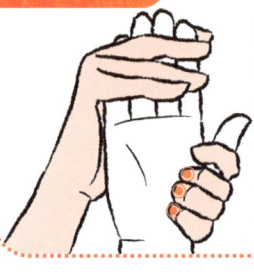

3을 뒤에서 보면 이런 상태이다. 마비측 네 손가락의 관절을 위아래로 감싸고 **4**에서 잡아당긴다. 보호자의 왼손은 이때 엄지두덩도 함께 자극한다.

4 마비측 네 손가락을 천천히 문지른다

"자, 펴세요."라고 말하면서 마비측 손끝 쪽으로 잡아당기듯이 문지른다. 천천히 마비측 손끝까지.

포인트
왼손의 엄지손가락으로 마비측 손등을 누른다

포인트
마비측 네 손가락을 손끝 쪽으로 잡아당긴다

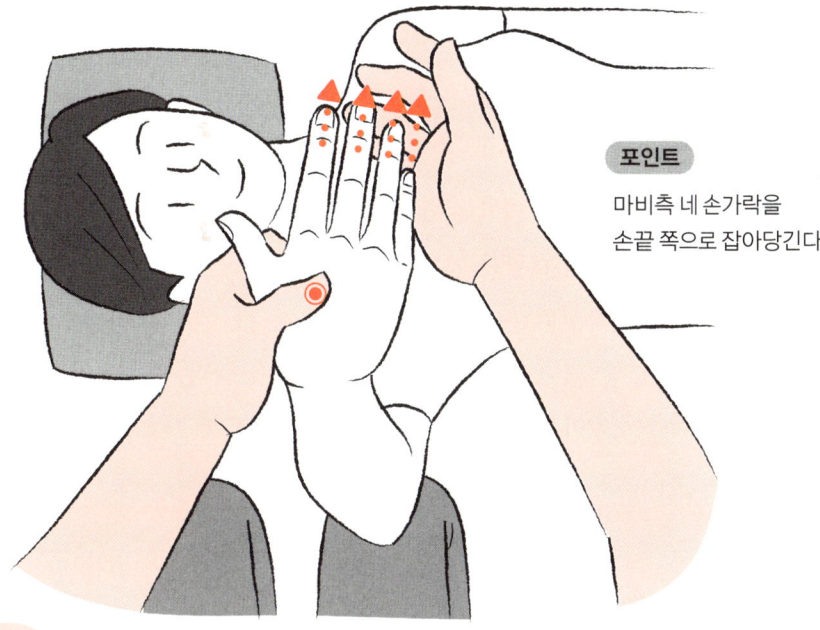

자, 펴세요~

5 마비측 손가락을 문지른다

왼쪽 엄지손가락과 둘째 손가락으로 마비측 엄지손가락을 감싸서 문지른다.

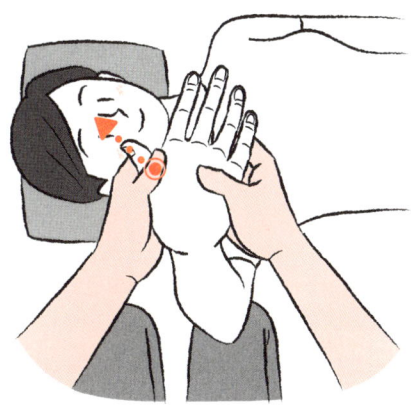

기호 설명 ● 민다·누른다   ✋ 두드린다   ▲ 문지른다·미끄러뜨린다   ↑ 움직인다   ↻ 돌린다

트레이닝

⑫ 손가락 : 손목 젖히기

주먹 쥔 새끼손가락이 아래로 향하도록 가볍게 돌린다

굴곡이 강하고 손목이 경직되면 손가락도 펴기 힘들다. 촉통에 의한 '아래팔의 엎침과 손목관절의 등쪽 굽힘'을 촉진해 손목과 아래팔의 긴장을 완화해 보자.

보호자는 마비측에 앉아 자신의 오른쪽 무릎 위에 마비측 팔꿈치를 올린다. 오른손으로 마비측 손을 잡는데, 이때 마비측 엄지손가락을 제외한 네 손가락을 모두 접어 주먹 쥔 상태를 만든다. 그리고 환자의 얼굴 쪽으로 손목을 굽힌다(**1**). 왼손은 마비측 아래팔 뒤쪽에 엄지손가락을 둔다. 준비되었으면 새끼손가락이 아래를 향하도록 가볍게 돌린다(**2**).

1 시작 자세

마비측 손을 주먹 쥐게 한다

보호자의 왼쪽 엄지손가락은 마비측 아래팔 뒤쪽에 두고, 주먹 쥐게 한 손목을 아래로 굽힌다.

포인트
왼손의 엄지손가락을 마비측 아래팔 뒤쪽에 두고 다른 손가락은 뗀다

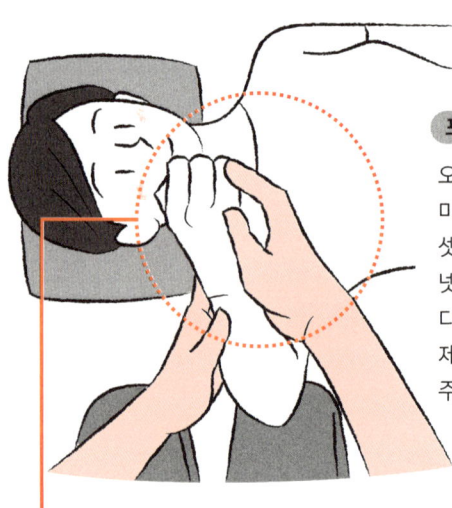

포인트
오른쪽 둘째 손가락은 마비측 제2관절 아래, 셋째 손가락은 제1관절 아래, 넷째 손가락과 다섯째 손가락으로 제1관절부터 손끝을 눌러 주먹 쥔 상태를 유지한다

좀 더 자세히

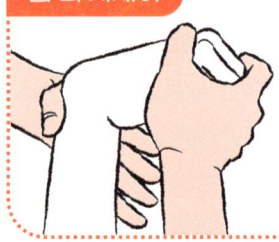

1을 옆에서 본 모습이다. 보호자의 왼 손가락은 마비측 아래팔 뒤쪽에 둔 엄지손가락을 제외한 모든 손가락은 뗀다. 손가락을 두면 아래팔의 앞면에 있는 굽힘근을 자극해 굽힘을 촉진한다.

포인트
오른손의 엄지손가락은 마비측 손등에 둔다

아래팔의 엎침·뒤침

엎침 뒤침

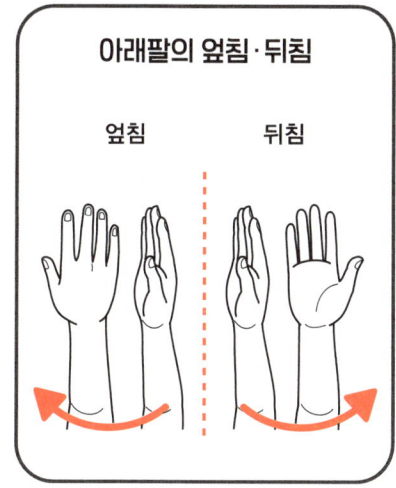

손가락 관절

이 책에서는 손끝부터 차례로 '제1관절', '제2관절', '손허리손가락관절(뿌리 부분)'이라고 부르기로 한다. 따라서 엄지손가락의 관절은 '제1관절'과 '손허리손가락관절'로 구성된다.

○ 제1관절
◌ 제2관절
● 손허리손가락관절

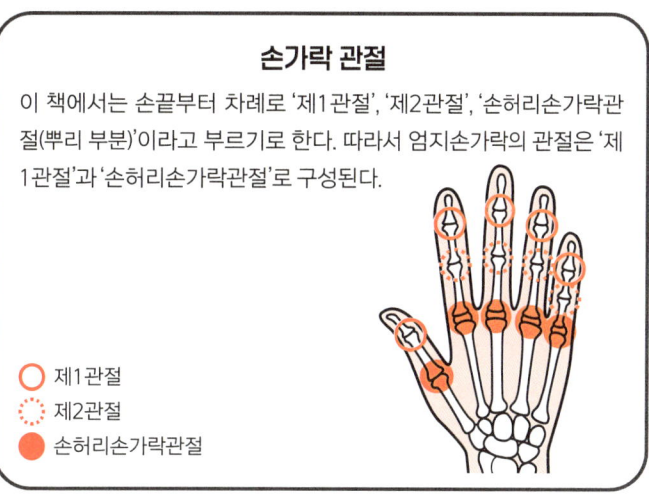

2 새끼손가락이 아래로 가도록 가볍게 돌린다

왼손의 엄지손가락으로 마비측 아래팔을 단단히 지지하고, 오른손으로 마비측 새끼손가락이 아래로 향하도록 빠르게 돌린다.

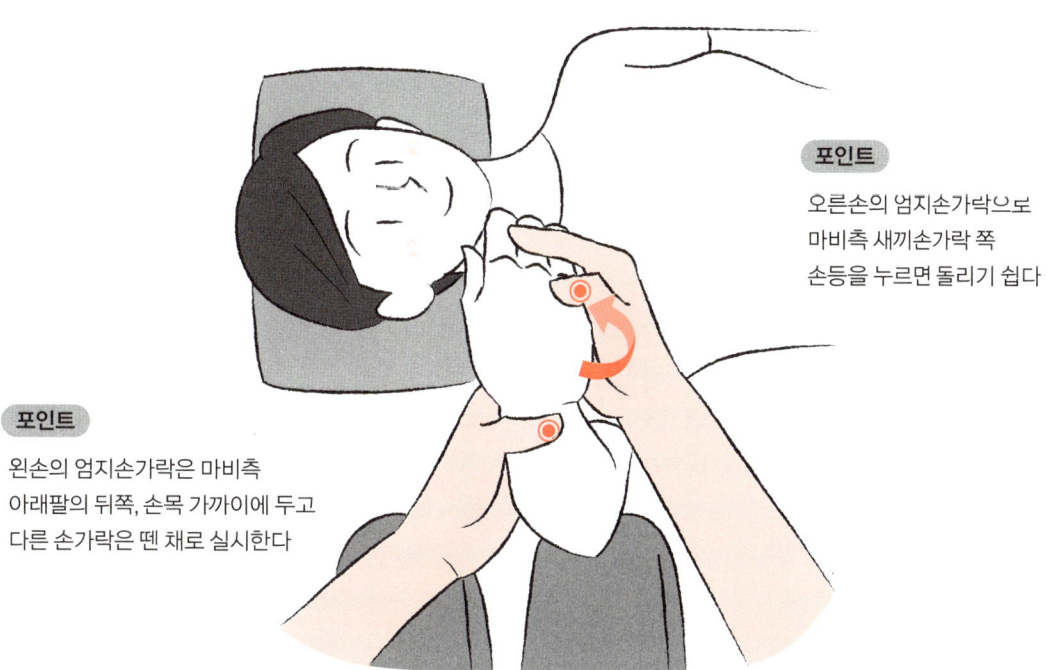

포인트
오른손의 엄지손가락으로 마비측 새끼손가락 쪽 손등을 누르면 돌리기 쉽다

포인트
왼손의 엄지손가락은 마비측 아래팔의 뒤쪽, 손목 가까이에 두고 다른 손가락은 뗀 채로 실시한다

기호 설명 ● 민다·누른다   ✥ 두드린다   ▲ 문지른다·미끄러뜨린다   ↑ 움직인다   ↻ 돌린다

※ 특별한 경우가 아니면 환자의 마비측 손과 보호자가 도움을 주는 손은 서로 반대가 된다.

아래팔을 문지르고 손목을 젖히게 한다

이어서 마비측 손목을 뒤로 젖히게 한다.

보호자는 왼손의 엄지손가락으로 마비측 아래팔의 뒤쪽을 팔꿈치 쪽으로 한번 문지른다. 동시에 환자에게 주먹을 세우는데 아래로 향한 주먹을 단순히 위로 세우는 것이 아니라 마비측 손목을 돌려서 세우도록 유도한다(3).

주먹이 세워졌다면 오른손의 셋째 손가락과 넷째 손가락으로 천천히 누른다(4). 이로써 마비측 손목은 완전히 등쪽 굽힘한다. '시작 자세'로 돌아가 반복한다.

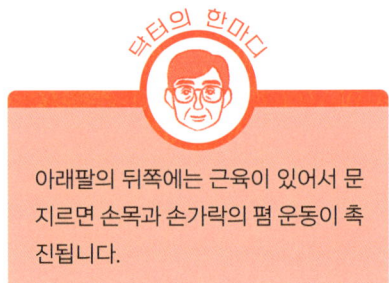

아래팔의 뒤쪽에는 근육이 있어서 문지르면 손목과 손가락의 폄 운동이 촉진됩니다.

3 마비측 아래팔의 뒤쪽을 문지르면서 주먹을 새끼손가락 쪽으로 돌려서 세운다

"자, 돌리면서 세우세요."라고 말하면서 마비측 손목을 돌려 주먹을 세우도록 촉진한다. 보조자는 왼손의 엄지손가락으로 마비측 아래팔의 뒤쪽을 아래로 1회 문지른다.

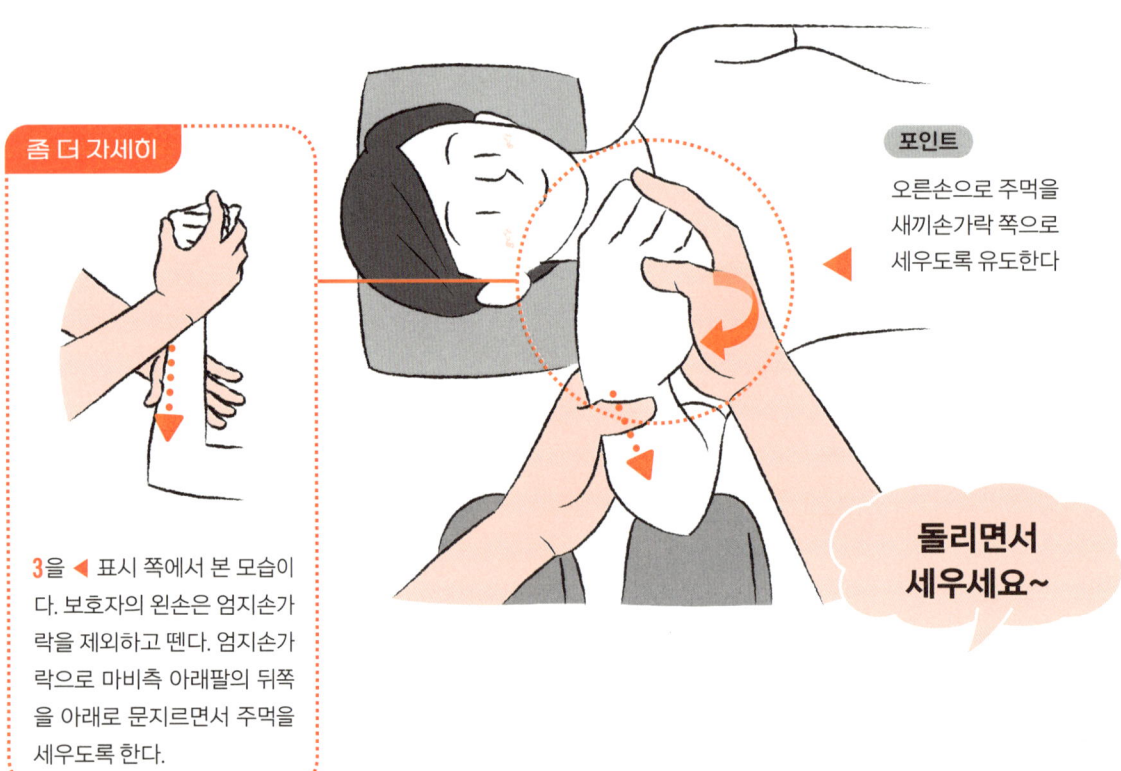

좀 더 자세히

3을 ◀ 표시 쪽에서 본 모습이다. 보호자의 왼손은 엄지손가락을 제외하고 뗀다. 엄지손가락으로 마비측 아래팔의 뒤쪽을 아래로 문지르면서 주먹을 세우도록 한다.

포인트

오른손으로 주먹을 새끼손가락 쪽으로 세우도록 유도한다

돌리면서 세우세요~

4 주먹이 천장을 향하도록 새끼손가락 쪽에서 손목을 젖힌다

오른손의 셋째 손가락과 넷째 손가락으로 천천히 눌러 주먹을 위로 향하게 한다.

좀 더 자세히

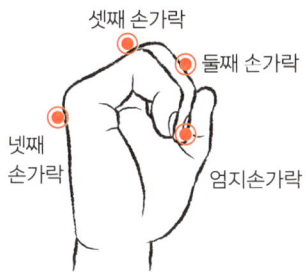

- 셋째 손가락
- 둘째 손가락
- 넷째 손가락
- 엄지손가락

4를 ◀ 표시 쪽에서 봤을 때 보호자의 오른쪽 손가락의 위치이다.

각 손가락이 마비측 손가락의 관절을 굴곡시키듯이 둔다.

포인트
손바닥이 천장을 향한다

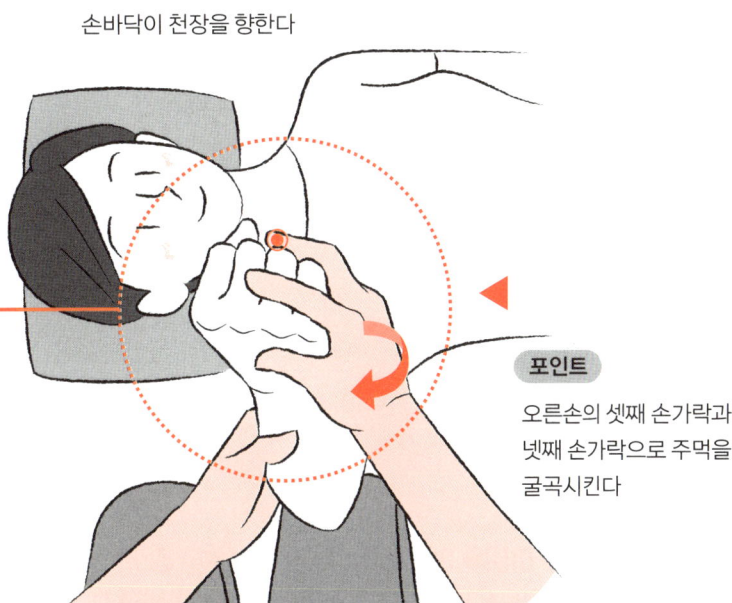

포인트
오른손의 셋째 손가락과 넷째 손가락으로 주먹을 굴곡시킨다

5 1로 돌아가 반복한다

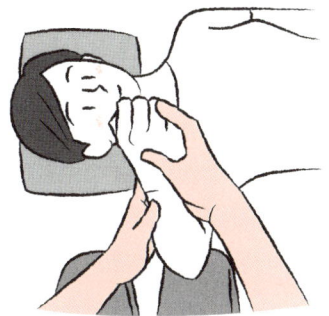

손목관절의 바닥쪽 굽힘·등쪽 굽힘

등쪽 굽힘
손목을 손등 쪽으로 젖히는 동작

바닥쪽 굽힘
손목을 손바닥 쪽으로 굽히는 동작

기호 설명 ◉ 민다·누른다   두드린다   ↑ 문지른다·미끄러뜨린다   ↑ 움직인다   ↻ 돌린다

트레이닝

⑬ 손가락 : 손가락 펴고 손목 젖히기

손가락을 펴서 손목을 돌리게 한다

마비측 손에 자발적인 움직임이 나타났다면 '손가락의 폄'과 '손목관절의 등쪽 굽힘'을 유도해, 손가락 굽혔다 펴기를 해서 필요한 신경회로를 회복·강화하자.

보호자는 마비측에 앉아 자신의 오른쪽 무릎 위에 마비측 팔을 올리고 손목을 바닥쪽 굽힘시킨다. 왼손으로 마비측 엄지손가락의 뿌리 부분을 잡고 오른손의 둘째 손가락과 셋째 손가락 사이에 마비측 네 손가락을 끼운 다음 엄지손가락은 뿌리 부분에 둔다(**1**).

준비되었으면 손가락을 펴기 쉽도록 마비측 엄지손가락은 바깥쪽으로, 다른 손가락으로 손끝 방향을 향해 두 손으로 잡아당긴다(**2**).

그런 다음 손바닥을 와이퍼처럼 움직여 마비측 손목을 돌리게 한다(**3**).

1 시작 자세

**왼손으로 마비측 엄지손가락의 뿌리 부분을 잡고,
오른손 셋째 손가락과 둘째 손가락 사이에 마비측 네 손가락을 끼운다**

왼손의 엄지손가락으로 마비측 엄지손가락의 뿌리 부분을 끼우고,
마비측 네 손가락을 보호자의 오른손 둘째 손가락과 셋째 손가락 사이에
끼운 다음 시작한다.

포인트

왼손의 엄지손가락과
둘째 손가락 사이에 마비측
엄지손가락을 끼운다

포인트

마비측 네 손가락을
보호자의 둘째 손가락과
셋째 손가락 사이에
끼운다

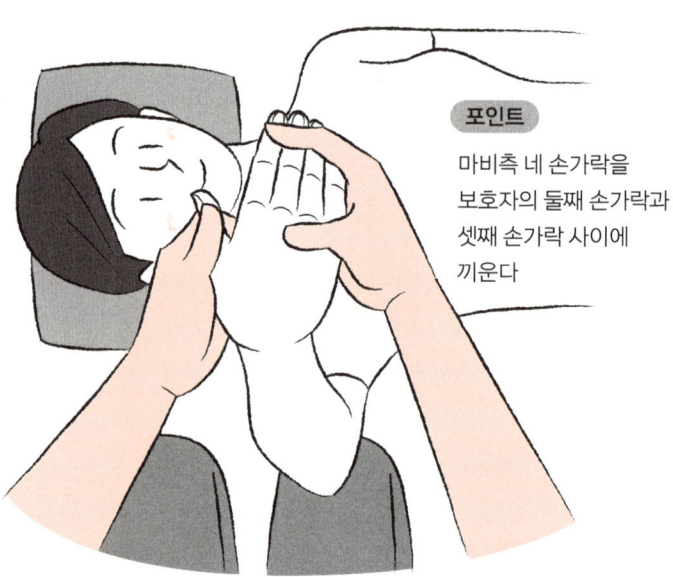

닥터의 한마디

마비측 네 손가락을 엄지손가락과 둘째 손가락 사이가 아닌, 둘째 손가락과 셋째 손가락 사이에 끼우는 이유는 마비측 손목을 쉽게 젖히기 위해서입니다. 보호자의 왼손 엄지손가락은 65쪽 **3**의 움직임을 위해 마비측 엄지손가락의 뿌리 부분에 둡니다.

2. 엄지손가락과 둘째 손가락 사이를 벌린다

손등을 손바닥 쪽으로 굽힌 상태에서 마비측 엄지손가락은 바깥쪽으로, 다른 네 손가락은 손끝 쪽으로 잡아당겨 편다.

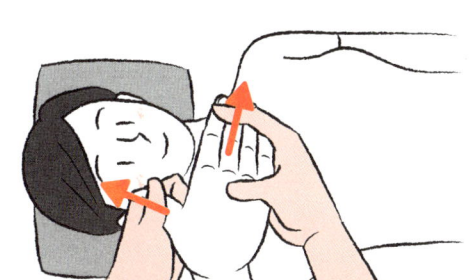

포인트
마비측 엄지손가락은 바깥쪽으로 편다

포인트
마비측 손목을 굽혀 바닥쪽 굽힘을 유지한다

3. 손바닥을 와이퍼처럼 움직인다는 생각으로 손목을 돌리게 한다

"자, 돌리세요."라고 말하면서 오른손의 엄지손가락으로 마비측 새끼손가락 쪽의 등을 눌러 손끝부터 손목을 젖히도록 유도한다.

포인트
우선 오른쪽 엄지손가락으로 마비측 손등을 누른다

자, 돌리세요~

포인트
오른손으로 마비측 손가락을 잡아 유도한다

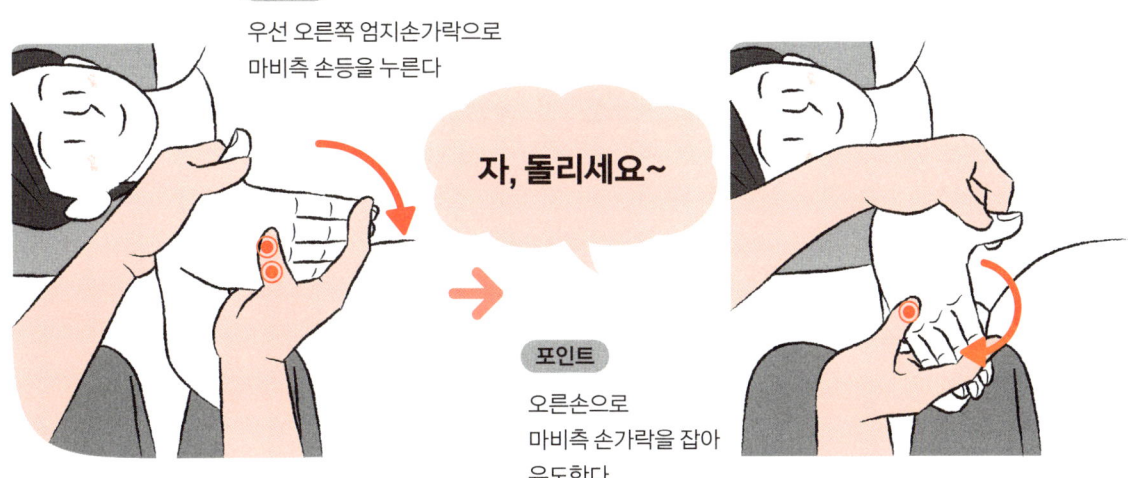

| 기호 설명 | ◉ 민다·누른다　💥 두드린다　↑ 문지른다·미끄러뜨린다　↑ 움직인다　↻ 돌린다 |

※ 특별한 경우가 아니면 환자의 마비측 손과 보호자가 도움을 주는 손은 서로 반대가 된다.

손목이 돌아갔다면 젖히게 한다

마비측 손목이 돌아갔다면 손바닥을 손가락부터 뒤로 젖힌다.

보호자는 마비측 네 손가락을 자신의 오른쪽 둘째 손가락과 셋째 손가락 사이에 끼워 마비측 손바닥이 천장을 향하도록 유도한다(**4**).

마지막으로 셋째 손가락과 넷째 손가락으로 마비측 네 손가락을 아래로 누른다. 이로써 손목관절은 완전히 등쪽 굽힘하게 된다(**5**).

손목관절의 등쪽 굽힘은 마비측 아래팔의 굽힘근을 자극한다. 그래서 마비측 손바닥이 천장을 향하면, 손가락과 손목 모두 자연스럽게 구부러지며 손바닥 쪽으로 굽힘하려고 한다.

구부러진 상태에서 '시작 자세'로 돌아가 이 운동을 반복한다.

트레이닝 ⑬까지 오면 마비측 손가락에도 대부분 자발적인 움직임이 보일 것이다. 보호자는 유도자 역할에 충실하며 도움을 최소화한다.

4 손끝부터 천천히 뒤로 젖힌다

"자, 젖히세요."라고 말하며 손끝부터 마비측 손을 뒤로 젖히도록 촉진한다.

좀 더 자세히

4를 단계적으로 살펴보자. 마비측 손목을 갑자기 젖히지 말고 마비측 손가락의 손끝부터 젖힌다.

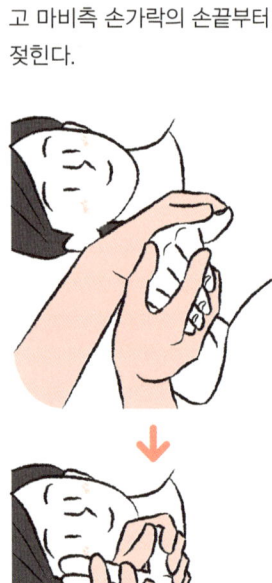

포인트
손가락부터 손바닥을 천천히 젖히도록 유도한다

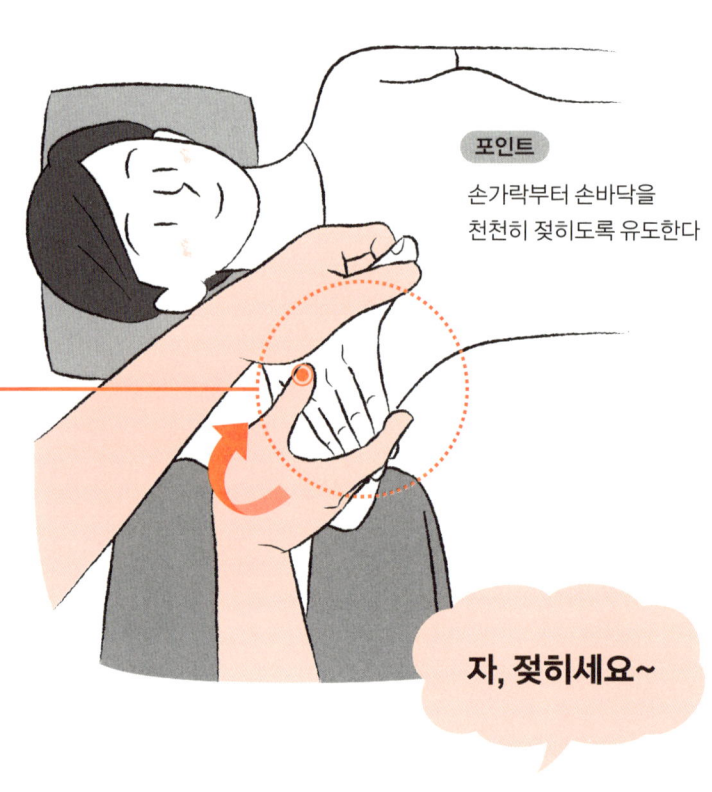

자, 젖히세요~

5 손바닥을 천장으로 향한다

마비측 손바닥이 천장을 향하도록 오른손 셋째 손가락과 넷째 손가락으로 누른다.

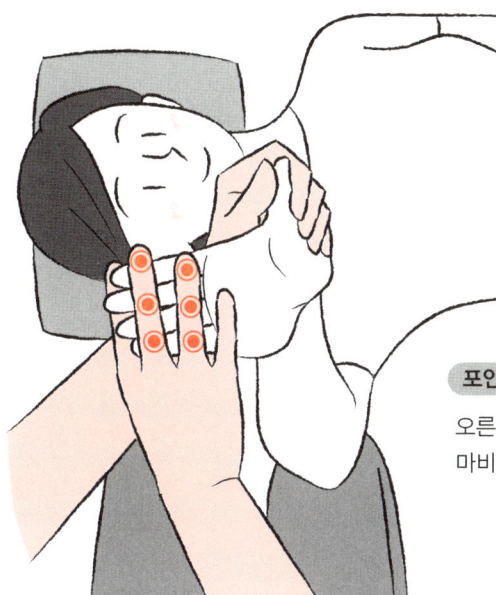

포인트

오른손 셋째 손가락과 넷째 손가락으로 마비측 네 손가락을 눌러서 편다

6 1로 돌아가 반복한다

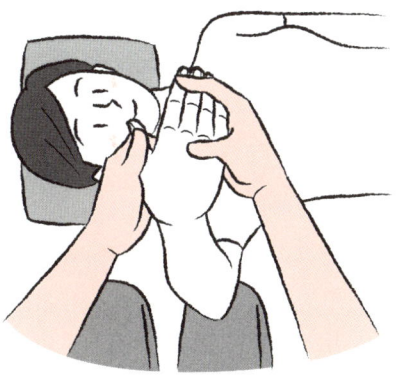

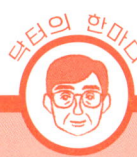
닥터의 한마디

마비측 손목이 돌아가기 전에 손가락을 젖혀서는 안 됩니다. 그렇게 되면 마비측 굽힘근이 경직되어 저항이 커집니다. 마비측 손목이 돌아갈 때까지 기다리세요.

이렇게 하면 안 돼요!

마비측 손목이 돌아가기 전에 손가락을 젖혀서는 안 된다.

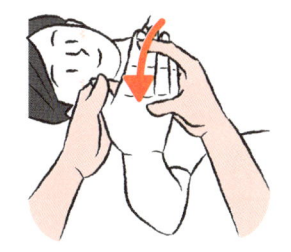

기호 설명 ● 민다·누른다   ✺ 두드린다   ↑ 문지른다·미끄러뜨린다   ↑ 움직인다   ↻ 돌린다

※ 특별한 경우가 아니면 환자의 마비측 손과 보호자가 도움을 주는 손은 서로 반대가 된다.

트레이닝

⑭ 손가락 : 손가락 경직 막기

**손가락의 제1관절을 눌러주어
펼 수 있도록 한다**

엄지손가락의 경직을 완화하기 위해 타동적으로 '엄지손가락의 폄과 벌림'을 촉진한다.

보호자는 마비측에 앉아 마비측 팔을 자신의 오른쪽 무릎에 올리고 마비측 손목을 바닥쪽 굽힘한다. 오른손의 둘째 손가락과 셋째 손가락 사이에 마비측 엄지손가락을 제외한 네 손가락을 끼운다.

왼손의 엄지손가락은 마비측 엄지손가락의 손허리손가락관절, 둘째 손가락과 셋째 손가락으로 엄지손가락의 손끝을 끼우고 넷째 손가락과 다섯째 손가락은 엄지두덩에 둔다(**1**).

'엄지손가락을 펴세요'라고 말하며 둘째 손가락·셋째 손가락으로 끼우듯이 해서 마비측 손가락의 제1관절을 누른다. 이렇게 하면 마비측 엄지손가락은 손바닥 쪽으로 구부러진다(**2**).

1 시작 자세

**오른손으로 마비측 네 손가락을 끼우고 왼손의 엄지손가락과
둘째 손가락·셋째 손가락을 마비측 엄지손가락에 둔다**

마비측 손목을 구부리고 손바닥을 아래로 향한 상태에서 시작한다.

포인트
왼손의 둘째 손가락과 셋째 손가락 사이에 손끝을 끼운다

포인트
왼손의 엄지손가락은 마비측 엄지손가락의 손허리손가락관절에

포인트
오른쪽 둘째 손가락과 셋째 손가락으로 마비측 네 손가락의 제2관절을 끼운다

포인트
오른손의 엄지손가락은 마비측 손가락의 손허리손가락관절에 둔다

좀 더 자세히
1의 왼손을 뒤쪽에서 본 모습이다. 왼쪽 셋째 손가락을 마비측 엄지손가락 끝에 두고, 넷째 손가락과 다섯째 손가락은 엄지두덩에 둔다.

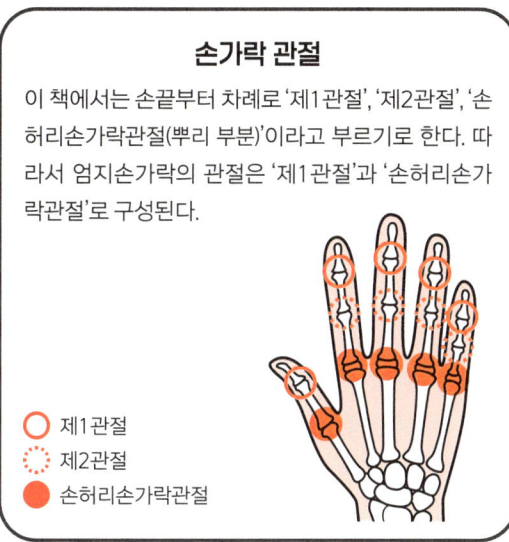

손가락 관절

이 책에서는 손끝부터 차례로 '제1관절', '제2관절', '손허리손가락관절(뿌리 부분)'이라고 부르기로 한다. 따라서 엄지손가락의 관절은 '제1관절'과 '손허리손가락관절'로 구성된다.

○ 제1관절
◌ 제2관절
● 손허리손가락관절

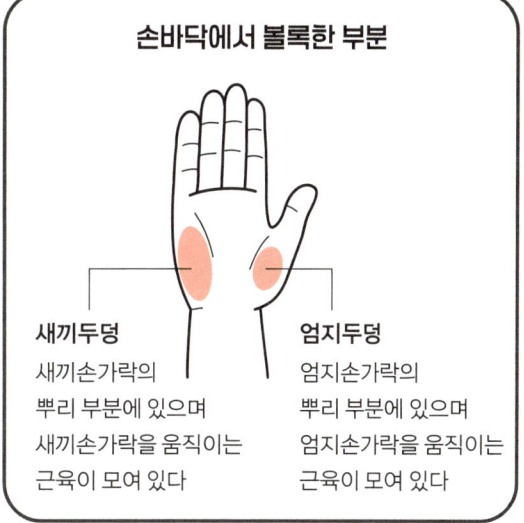

손바닥에서 볼록한 부분

새끼두덩
새끼손가락의 뿌리 부분에 있으며 새끼손가락을 움직이는 근육이 모여 있다

엄지두덩
엄지손가락의 뿌리 부분에 있으며 엄지손가락을 움직이는 근육이 모여 있다

2   왼손의 둘째 손가락으로 마비측 손가락의 제1관절을 누른다

"엄지손가락을 펴세요."라고 말하며 마비측 손가락의 제1관절을 누르면 마비측 엄지손가락이 손바닥 쪽으로 접혀서 손가락으로 '네 살'이나 '네 개'라고 표시하는 모양이 된다.

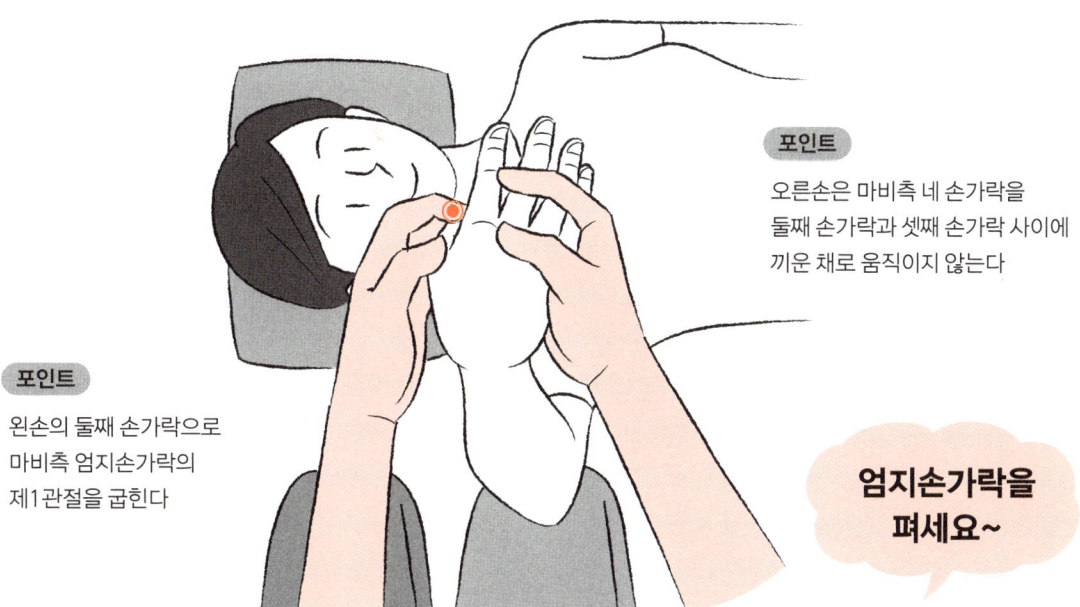

포인트
오른손은 마비측 네 손가락을 둘째 손가락과 셋째 손가락 사이에 끼운 채로 움직이지 않는다

포인트
왼손의 둘째 손가락으로 마비측 엄지손가락의 제1관절을 굽힌다

엄지손가락을 펴세요~

기호 설명   ● 민다·누른다   ✋ 두드린다   ↑ 문지른다·미끄러뜨린다   ↑ 움직인다   ↻ 돌린다

※ 특별한 경우가 아니면 환자의 마비측 손과 보호자가 도움을 주는 손은 서로 반대가 된다.

엄지손가락으로 누르고 둘째 손가락과 셋째 손가락으로 들어 올린다

이어서 왼손의 엄지손가락으로 마비측 엄지손가락의 손허리손가락관절을 누르며 엄지손가락을 바깥쪽으로 펴게 한다. 둘째 손가락과 셋째 손가락은 폄을 방해하지 않도록 따라가며, 마비측 엄지손가락의 운동이 멈추면 빠르게 들어 올린다(**3**). 이로 인해 마비측 엄지손가락이 바깥으로 펴져서 '엄지손가락의 폄·벌림'이 촉진된다.

마비측 엄지손가락과 둘째 손가락의 사이가 벌어지면(**4**), '시작 자세'로 돌아간다. 익숙해지면 활기차게 "펴세요."라고 말하면서 **1**부터 **4**를 반복한다.

3 왼손의 엄지손가락으로 마비측 엄지손가락의 손허리손가락관절을 누르고, 둘째 손가락과 셋째 손가락으로 들어 올린다

"바깥쪽으로."라고 말하고, 마비측 엄지손가락의 운동이 멈추면 둘째 손가락과 셋째 손가락으로 밑에서 들어 올린다. 마비측 엄지손가락이 자연스럽게 바깥으로 펴지게 된다.

엄지손가락의 벌림
엄지손가락을 바깥쪽으로 벌리는 움직임

포인트
왼손의 엄지손가락으로 마비측 엄지손가락의 손허리손가락관절 쪽을 손가락이 펴지도록 누른다

포인트
오른손은 마비측 엄지손가락을 제외한 네 손가락을 둘째 손가락과 셋째 손가락 사이에 끼운 채로 실시한다

포인트
엄지손가락의 운동이 멈추면 왼쪽 둘째 손가락과 셋째 손가락 사이에 끼워 세운다

좀 더 자세히
3의 왼손을 뒤쪽에서 본 모습이다. 둘째 손가락과 셋째 손가락 사이에 마비측 엄지손가락을 끼운 상태다.

바깥쪽으로~

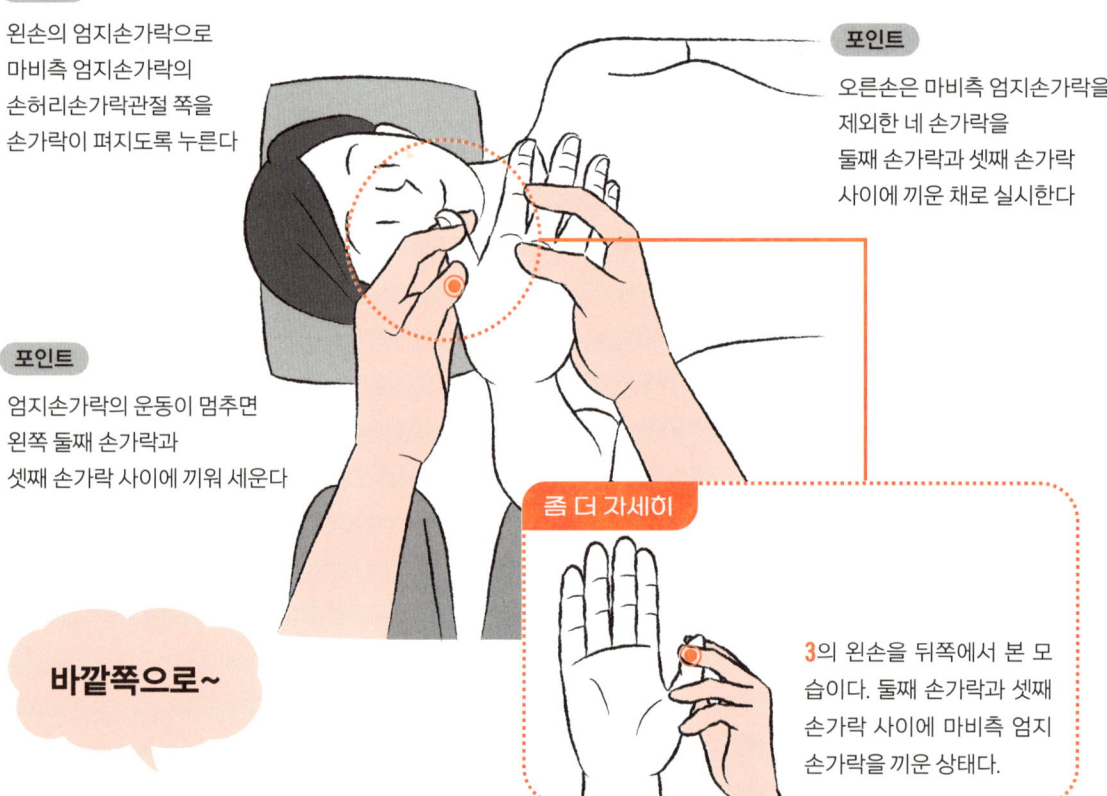

4 마비측 엄지손가락과 둘째 손가락 사이를 벌린다

왼손의 둘째 손가락과 셋째 손가락으로 마비측 엄지손가락을 바깥쪽으로 편다.

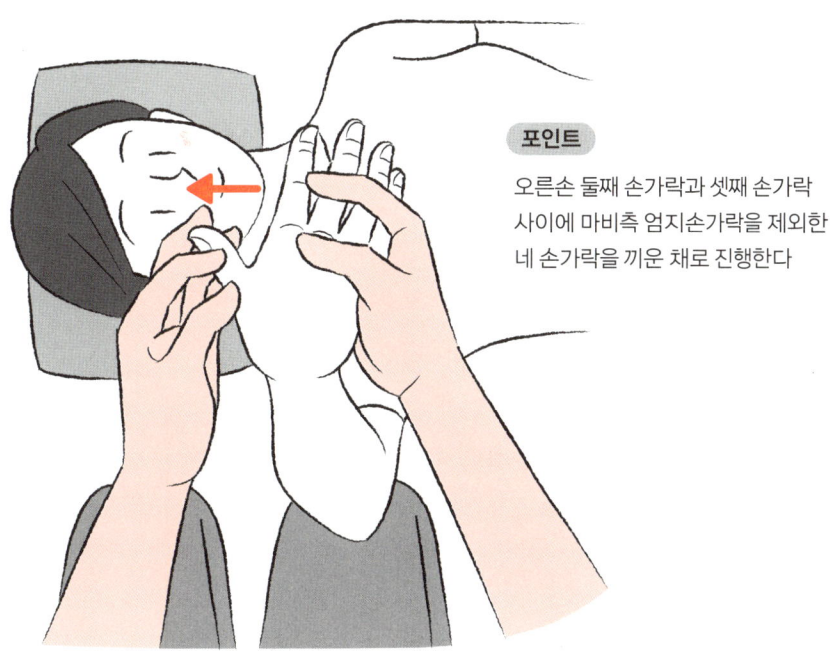

포인트

오른손 둘째 손가락과 셋째 손가락 사이에 마비측 엄지손가락을 제외한 네 손가락을 끼운 채로 진행한다

5 1로 돌아가 반복한다

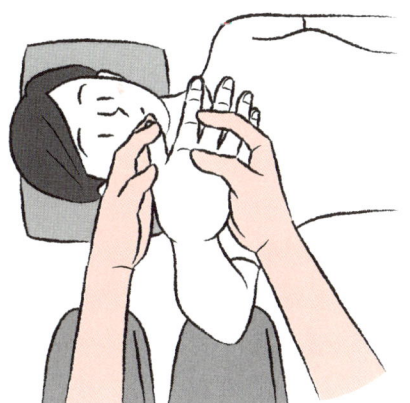

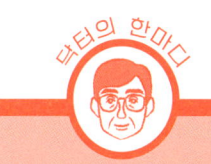

닥터의 한마디

마비측 손바닥을 환자의 얼굴 쪽을 향하도록 트레이닝하면 자기 손가락의 움직임을 알게 되고 의욕이 생깁니다.

기호 설명　◉ 민다·누른다　💥 두드린다　⬆ 문지른다·미끄러뜨린다　↑ 움직인다　↻ 돌린다

> 트레이닝

⑮ 손가락 : 엄지손가락을 손바닥 쪽으로 펴기

마비측 네 손가락을 끼워 엄지손가락을 당긴다

엄지손가락의 가동범위를 넓히기 위해 '엄지손가락의 바닥쪽 벌림' 운동을 촉진한다. 보호자는 마비측에 앉아 자신의 무릎 위에 마비측 팔을 올리고 마비측 손목을 편다.

오른손의 둘째 손가락과 셋째 손가락 사이에 마비측 네 손가락을 끼운다. 왼손은 엄지손가락과 둘째 손가락으로 마비측 엄지손톱의 양쪽을 잡고 다른 손가락은 뗀다(1).

"엄지손가락을 얼굴 쪽으로 움직이세요."라고 말하며 마비측 엄지손가락을 당긴다(2).

엄지손가락의 바닥쪽 벌림
엄지손가락을 손바닥 쪽으로 벌리는 움직임.

1 시작 자세

오른손으로 마비측 네 손가락을 끼우고 왼손의 손가락으로 마비측 엄지손가락을 잡는다
마비측 손목을 편 상태에서 시작한다.

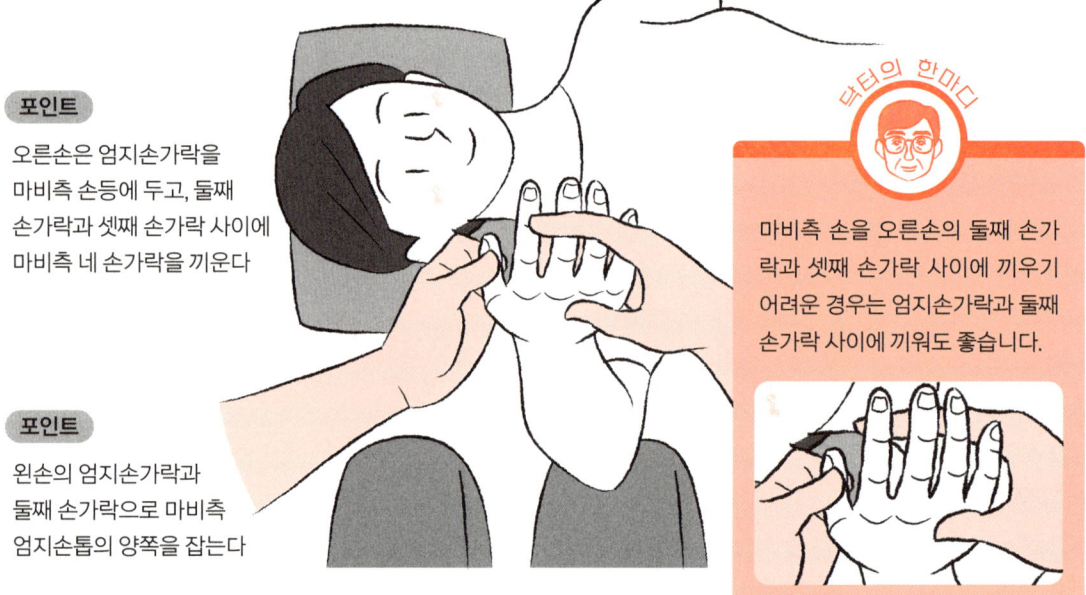

포인트
오른손은 엄지손가락을 마비측 손등에 두고, 둘째 손가락과 셋째 손가락 사이에 마비측 네 손가락을 끼운다

포인트
왼손의 엄지손가락과 둘째 손가락으로 마비측 엄지손톱의 양쪽을 잡는다

닥터의 한마디
마비측 손을 오른손의 둘째 손가락과 셋째 손가락 사이에 끼우기 어려운 경우는 엄지손가락과 둘째 손가락 사이에 끼워도 좋습니다.

2 마비측 엄지손가락을 당긴다

"엄지손가락을 얼굴 쪽으로 움직이세요."라고 말하며 왼손의 엄지손가락과 둘째 손가락으로 잡은 마비측 엄지손가락을 둘째 손가락 쪽으로 당긴다.

포인트
보호자의 왼쪽 손목을 돌려 마비측 엄지손가락을 둘째 손가락 쪽으로 당긴다

포인트
오른손은 마비측 네 손가락의 제1관절을 끼운 채로

포인트
왼손의 셋째 손가락, 넷째 손가락, 다섯째 손가락은 뗀 채로

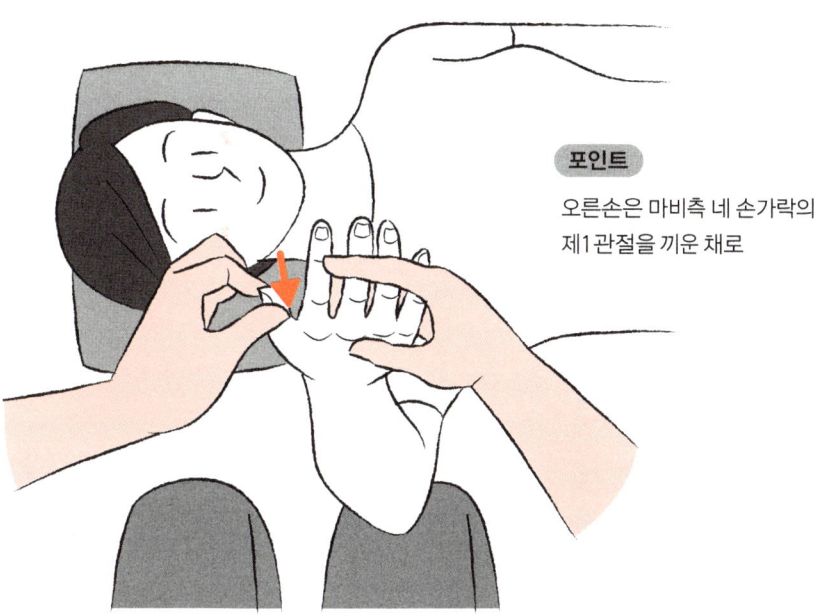

💬 엄지손가락을 얼굴 쪽으로 움직이세요~

닥터의 한마디

보호자는 마비측 엄지손가락을 잡을 때 아래팔을 옆으로 벌려보세요. 손목을 돌리는 것만으로 마비측 엄지손가락을 조작할 수 있습니다.

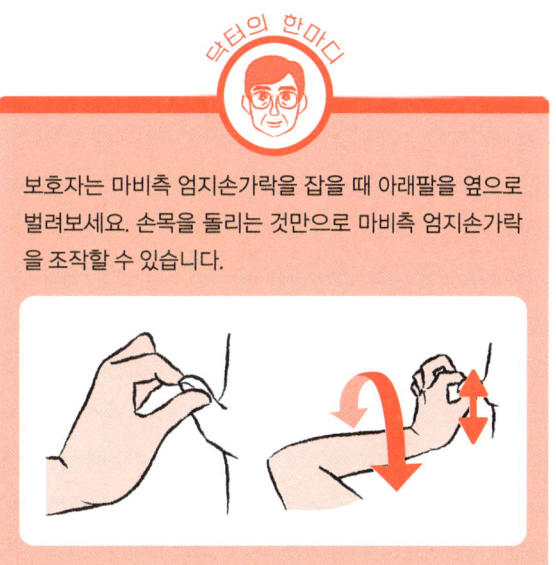

기호 설명 ● 민다·누른다   👋 두드린다   ↑ 문지른다·미끄러뜨린다   ↑ 움직인다   ↻ 돌린다

※ 특별한 경우가 아니면 환자의 마비측 손과 보호자가 도움을 주는 손은 서로 반대가 된다.

엄지두덩의 바깥쪽을 두드리며 엄지손가락을 맞섬시킨다

왼손의 넷째 손가락과 다섯째 손가락으로 엄지두덩의 바깥쪽을 두드리며(**3**), 마비측 엄지손가락의 바닥쪽 벌림을 촉진한다.

보호자는 왼손의 엄지손가락과 둘째 손가락으로 마비측 엄지손가락의 운동을 유도한다(**4**). 이로 인해 마비측 엄지손가락은 자연스럽게 맞섬을 하게 된다(바닥쪽 벌림).

'시작 자세'로 돌아가 **1~4**를 즐겁게 반복한다.

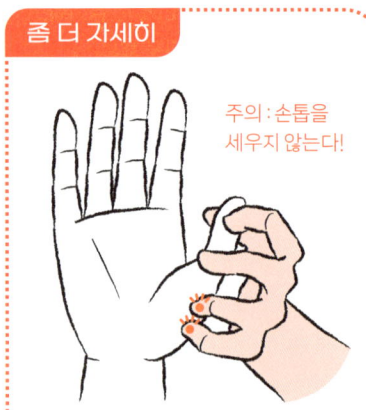

좀 더 자세히

주의 : 손톱을 세우지 않는다!

3의 왼손을 뒤쪽에서 본 모습이다. 넷째 손가락과 다섯째 손가락으로 마비측 엄지손가락의 엄지두덩 바깥쪽을 두드린다.

3 마비측 엄지손가락의 엄지두덩을 두드린다

왼손의 넷째 손가락과 다섯째 손가락으로 마비측 엄지두덩의 바깥쪽을 두드린다.

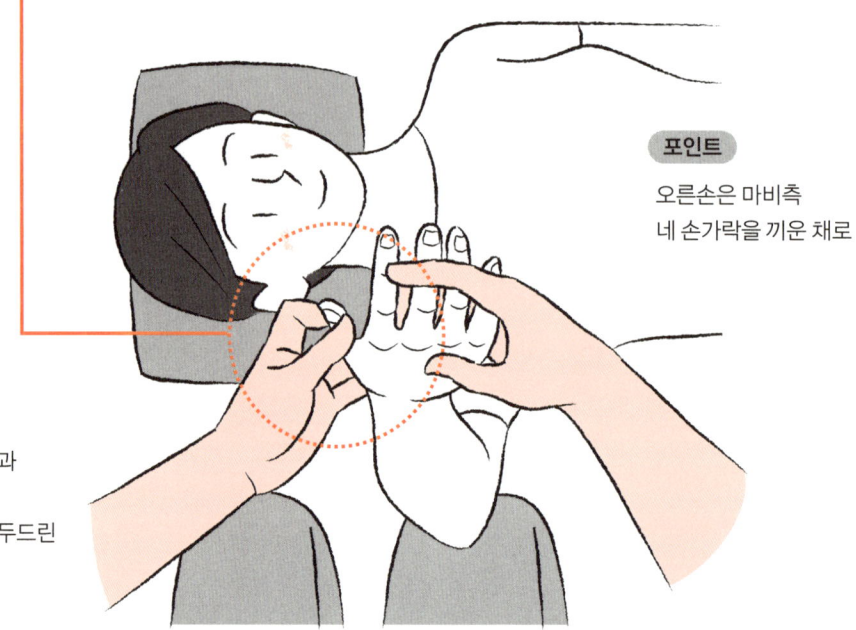

포인트
오른손은 마비측 네 손가락을 끼운 채로

포인트
왼손의 넷째 손가락과 다섯째 손가락으로 엄지두덩 바깥쪽을 두드린 다음 그대로 누른다

4 마비측 엄지손가락을 잡아 손바닥쪽으로 벌린다

"펴세요."라고 말하면서 마비측 엄지손가락을 손바닥 쪽으로 펼 수 있도록 한다.

좀 더 자세히

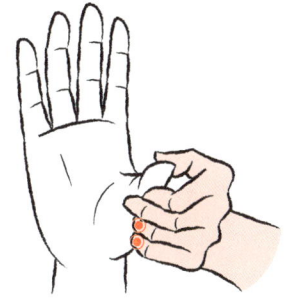

4의 왼손을 뒤쪽에서 본 모습이다. 보호자의 넷째 손가락, 다섯째 손가락이 엄지두덩의 바깥쪽을 자극하면 마비측 엄지손가락이 크게 바닥쪽으로 벌림한다.

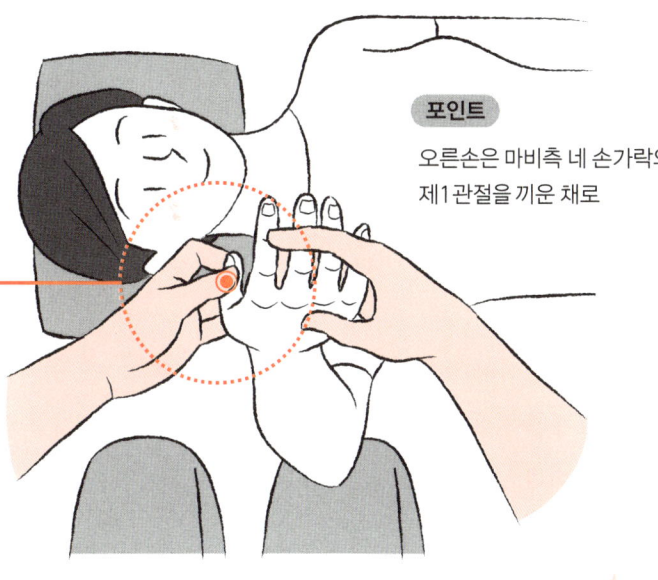

포인트
오른손은 마비측 네 손가락의 제1관절을 끼운 채로

포인트
왼손의 엄지손가락과 둘째 손가락으로 마비측 엄지손가락을 유도한다

포인트
왼손의 넷째 손가락과 다섯째 손가락은 엄지두덩을 누른 채로

펴세요~

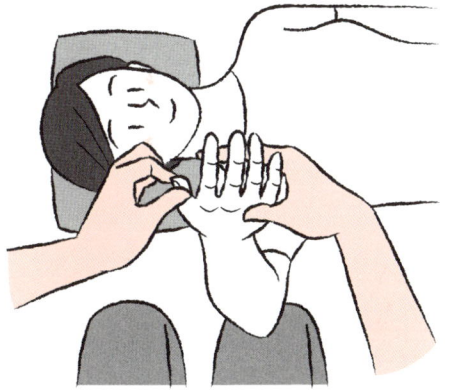

5 1로 돌아가 반복한다

기호 설명 ● 민다·누른다   두드린다   ↑ 문지른다·미끄러뜨린다   ↑ 움직인다   ↻ 돌린다

트레이닝

⑯ 손가락 : 손가락을 바깥쪽으로 펴기

손허리손가락관절을 눌러 엄지손가락을 편다

마비측 엄지손가락에 자발적 움직임이 나타났다면 도움 없이 엄지손가락을 바깥쪽으로 펴고, 혼자 힘으로 '엄지손가락의 폄·벌림'을 촉진한다.

보호자는 마비측에 앉아 마비측 팔을 자신의 오른쪽 무릎에 올리고 마비측 손목을 손바닥 쪽으로 굽힌다.

오른손의 둘째 손가락과 셋째 손가락 사이에 마비측 엄지손가락을 제외한 네 손가락을 끼운다.

왼손은 엄지손가락을 마비측 엄지손가락의 손허리손가락관절에, 셋째 손가락을 손끝에 두고, 나머지 손가락은 뗀다(**1**).

"엄지손가락을 펴세요."라고 말하며 왼손의 셋째 손가락으로 마비측 엄지손가락을 굽힌다(**2**).

1 시작 자세

오른손으로 마비측 네 손가락을 둘째 손가락과 셋째 손가락 사이에 끼우고 왼손의 엄지손가락과 셋째 손가락을 마비측 엄지손가락에 둔다

마비측 손목을 굽히고 손바닥을 아래로 향한 상태에서 시작한다.

포인트
왼손의 둘째 손가락, 넷째 손가락, 다섯째 손가락은 뗀다

포인트
왼손의 셋째 손가락은 마비측 엄지손가락 끝에 둔다

포인트
왼손의 엄지손가락은 마비측 엄지손가락의 손허리손가락관절 (뿌리 부분)에 둔다

포인트
오른손은 엄지손가락을 마비측 손등에 두고, 둘째 손가락과 셋째 손가락 사이에 마비측 네 손가락을 끼운다

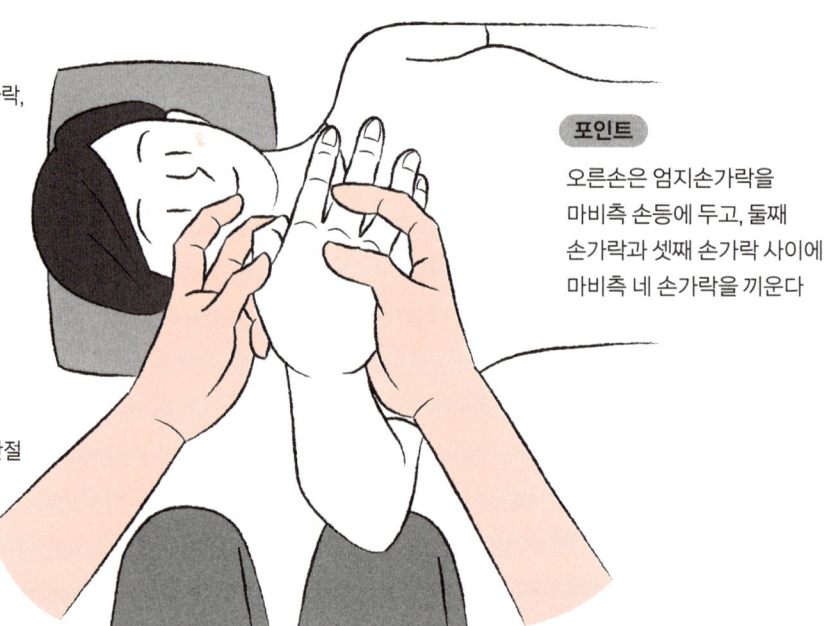

2. 왼손의 셋째 손가락으로 마비측 엄지손가락을 굽힌다

"엄지손가락을 쭉 펴세요."라고 말하며 손허리손가락관절을 굽힌다.
마비측 엄지손가락이 손바닥 쪽으로 펴지며, 손가락으로
'네 개'를 나타내는 모양이 된다.

포인트
왼손의 둘째 손가락, 넷째 손가락,
다섯째 손가락은 뗀 채로

포인트
오른손은 마비측 네 손가락을
둘째 손가락과 셋째 손가락 사이에
끼운 채로

포인트
왼손의 셋째 손가락으로
눌러서 마비측 엄지손가락을
구부린다

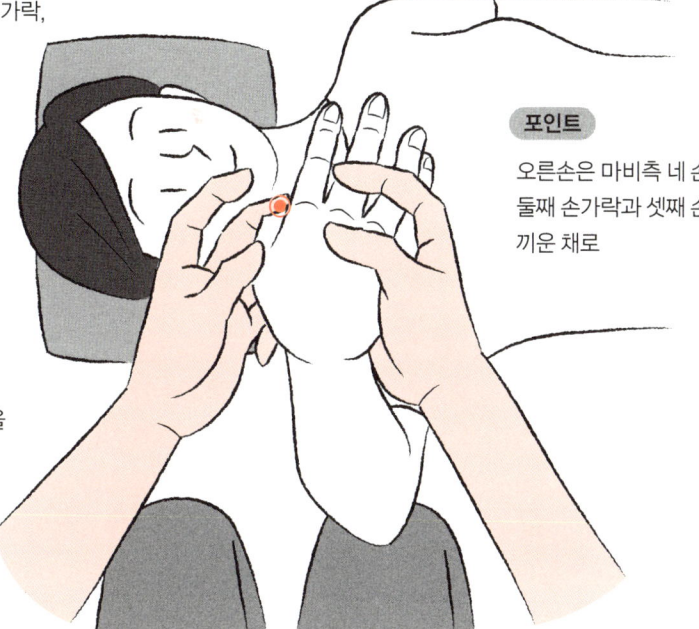

엄지손가락을 쭉 펴세요~

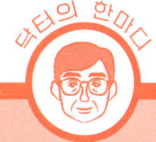

왼손의 셋째 손가락은 마비측 엄지손가락 끝에서 떼지 마세요. 그래야 마비측 엄지손가락의 손허리손가락관절을 구부리는 엄지손가락이 흔들리지 않고, 마비측 엄지손가락의 자발적인 움직임을 느낄 수 있습니다.

기호 설명 ◉ 민다·누른다   두드린다   ↑ 문지른다·미끄러뜨린다   ↑ 움직인다   ↻ 돌린다

※ 특별한 경우가 아니면 환자의 마비측 손과 보호자가 도움을 주는 손은 서로 반대가 된다.

손가락을 바깥쪽으로 펴게 한다

이어서 마비측 엄지손가락의 손허리손가락관절을 눌러 자신의 힘으로 바깥쪽으로 펴게 한다(**3**). 자발적 움직임이 있는지 없는지는 마비측 엄지손가락 끝에 둔 셋째 손가락으로 느낄 수 있다.

마비측 엄지손가락을 펴고 둘째 손가락과의 사이를 최대한 벌렸다면(**4**), **1**로 돌아가 **4**까지 활기차게 반복한다.

트레이닝 ⑯은 엄지손가락의 경직을 예방하는 데도 좋다. 엄지손가락을 움직일 수 있게 되어도 트레이닝을 계속한다.

좀 더 자세히

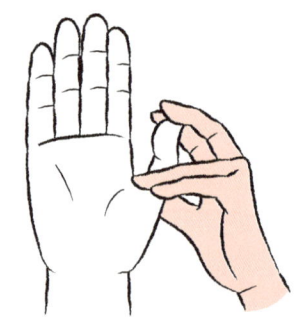

3의 왼손을 뒤쪽에서 본 모습이다. 셋째 손가락을 손끝에 두고 둘째 손가락, 넷째 손가락, 다섯째 손가락은 뗀다.

3 마비측 엄지손가락을 혼자 힘으로 바깥쪽으로 펴게 한다

"바깥쪽으로"라고 말하면서 마비측 엄지손가락의 손허리손가락관절을 안쪽으로 눌러서 펴도록 촉진한다.

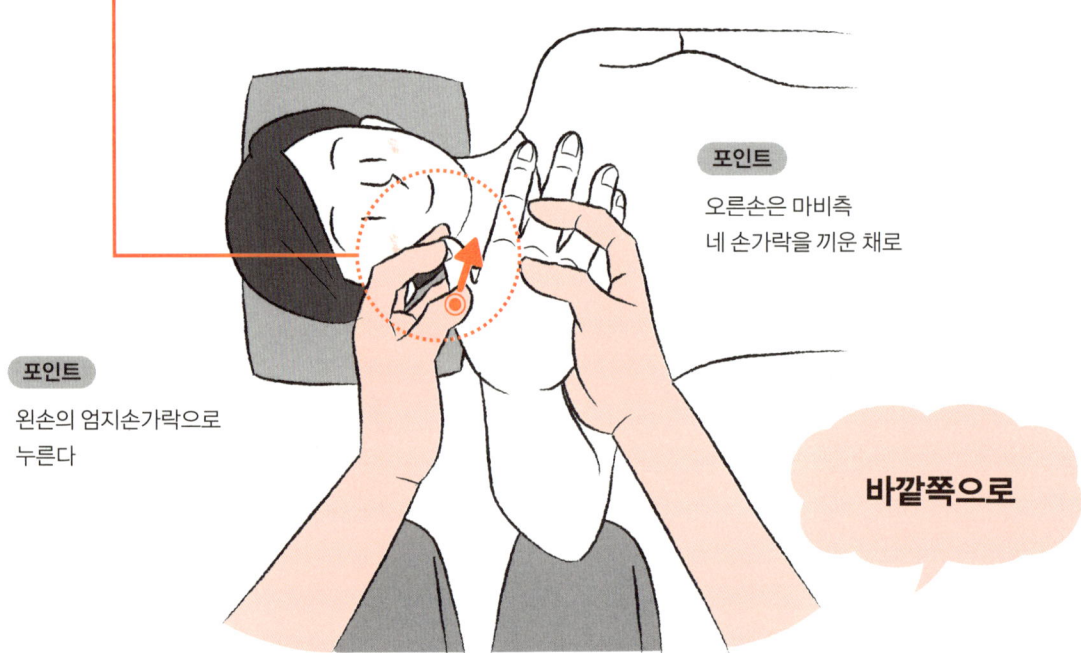

포인트
오른손은 마비측 네 손가락을 끼운 채로

포인트
왼손의 엄지손가락으로 누른다

바깥쪽으로

4 마비측 엄지손가락과 둘째 손가락 사이를 가능한 한 벌린다

마비측 엄지손가락이 곧게 펴지면서 바깥쪽으로 벌린 상태가 된다.

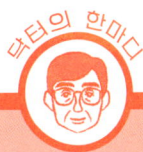

트레이닝 ⑯은 엄지손가락과 둘째 손가락 사이에 물건을 끼우는 '측면 집기'의 움직임으로 이어집니다. 엄지손가락과 둘째 손가락 사이가 조금씩 벌어져가는 과정을 즐기며 트레이닝을 이어가세요.

포인트
왼손의 셋째 손가락으로 마비측 엄지손가락의 자발적 움직임을 확인한다

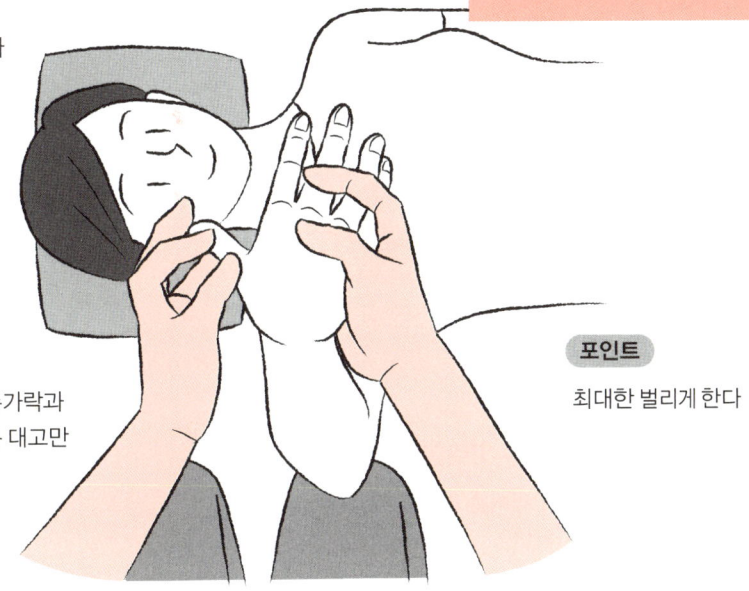

포인트
왼손의 엄지손가락과 셋째 손가락은 대고만 있는다

포인트
최대한 벌리게 한다

5 1로 돌아가 반복한다

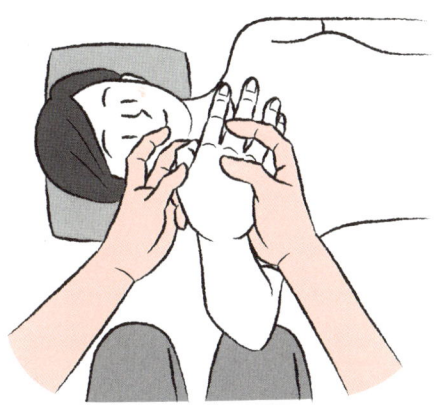

엄지손가락의 벌림
엄지손가락을 바깥쪽으로 벌리는 움직임.

기호 설명 ● 민다·누른다   두드린다   ↑ 문지른다·미끄러뜨린다   ↑ 움직인다   ↻ 돌린다

> 트레이닝

⑰ 손가락 : 엄지손가락과 새끼손가락 맞섬시키기

엄지손가락과 새끼손가락이 마주 보도록 둥글게 만다

맞섬이 필요한 '손가락의 벌림과 손바닥 아치 유지'를 촉진한다.

보호자는 마비측에 앉아 마비측 팔꿈치를 자신의 오른쪽 무릎에 올린다.

왼손으로 마비측 엄지손가락을, 오른손으로 마비측 새끼손가락을 끼우고, 가볍게 바깥쪽으로 당기며 손바닥을 넓힌다(**1**).

이어서 공을 잡듯이 손바닥을 천천히 둥글게 말게 한다. 뒤에서 보면, 마비측 엄지손가락과 새끼손가락이 마주 보는 형태가 된다(**2**). '맞섬'과 '손바닥 아치'가 생긴 것이다.

이 동작을 반복한다.

1 시작 자세

양손으로 마비측 엄지손가락과 새끼손가락을 끼운다
마비측 엄지손가락과 새끼손가락의 제1관절 아래를 잡은 상태에서 시작한다.

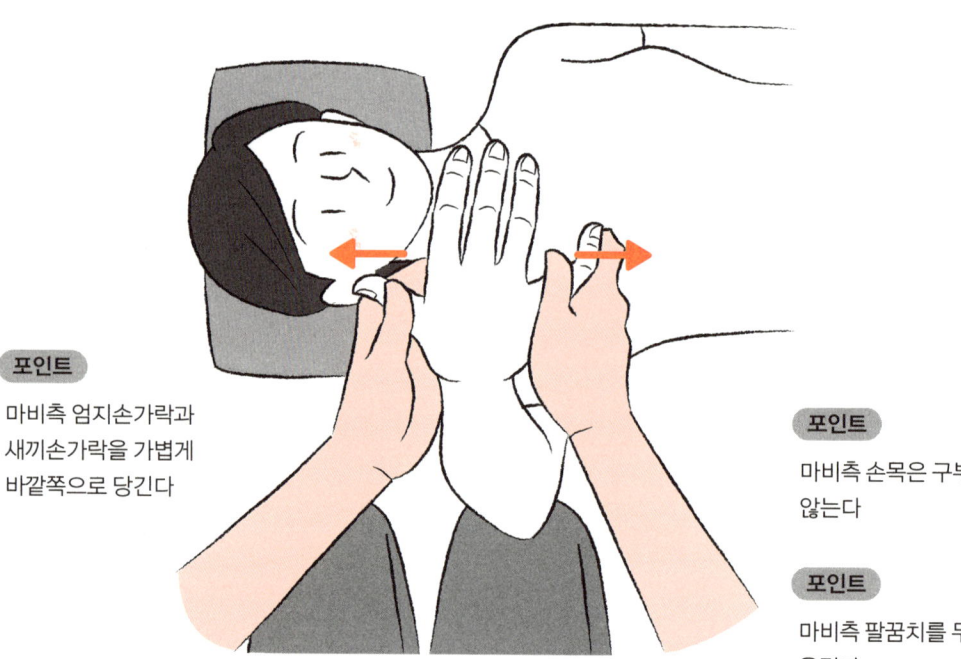

포인트
마비측 엄지손가락과 새끼손가락을 가볍게 바깥쪽으로 당긴다

포인트
마비측 손목은 구부리지 않는다

포인트
마비측 팔꿈치를 무릎에 올린다

2. 공을 잡듯이 손바닥을 둥글게 말게 한다

"공을 잡듯이 손을 둥글게 마세요."라고 말하면서 손가락을 움직이게 한다. 보호자는 마비측 엄지손가락과 새끼손가락을 마주 보게 한다. 1, 2를 반복한다.

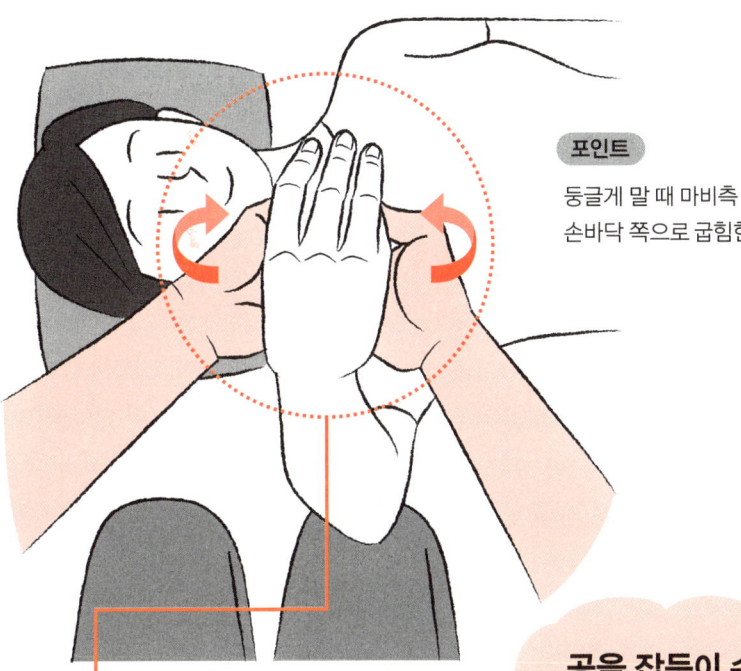

포인트
마비측 엄지손가락과 새끼손가락을 당기면서 원을 그리듯 둥글게 만다

포인트
둥글게 말 때 마비측 손목은 손바닥 쪽으로 굽힘한다

💬 공을 잡듯이 손을 둥글게 마세요~

좀 더 자세히

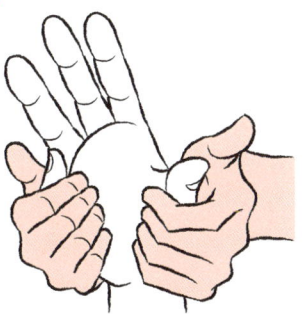

2를 뒤에서 본 모습이다. 마비측 엄지손가락과 새끼손가락의 끝이 마주 보는 형태가 된다. 보호자의 왼손 셋째 손가락, 넷째 손가락, 다섯째 손가락은 엄지두덩을, 오른손 손가락으로는 새끼두덩을 자극한다.

손바닥에서 볼록한 부분

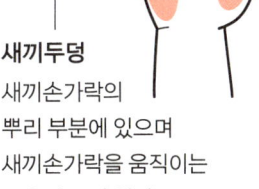

새끼두덩
새끼손가락의 뿌리 부분에 있으며 새끼손가락을 움직이는 근육이 모여 있다

엄지두덩
엄지손가락의 뿌리 부분에 있으며 엄지손가락을 움직이는 근육이 모여 있다

기호 설명 ● 민다·누른다   ✸ 두드린다   ➔ 문지른다·미끄러뜨린다   ↑ 움직인다   ↻ 돌린다

※ 특별한 경우가 아니면 환자의 마비측 손과 보호자가 도움을 주는 손은 서로 반대가 된다.

> 트레이닝

⑱ 손가락 : 둘째 손가락만 펴기

둘째 손가락을 밀어 넣어 구부린다

'둘째 손가락의 폄' 운동을 촉진하고, 둘째 손가락만 구부렸다 펴는 동작을 목표로 한다. 보호자는 마비측에 앉아 자신의 오른쪽 무릎 위에 마비측 팔꿈치를 올리고 마비측 손목을 손바닥 쪽으로 구부린다.

오른손의 엄지손가락을 마비측 손등에 두고 둘째 손가락과 셋째 손가락 사이에 마비측 셋째 손가락, 넷째 손가락, 다섯째 손가락을 끼운다.

왼손은 엄지손가락을 마비측 둘째 손가락이 뻗은 등쪽에, 넷째 손가락을 마비측 둘째 손가락 손톱 위에, 둘째 손가락을 마비측 둘째 손가락의 제2관절 아래에 둔다. 셋째 손가락·다섯째 손가락은 뗀다(**1**).

"손가락을 펴세요."라고 말하며 왼쪽 넷째 손가락으로 마비측 둘째 손가락을 손톱 위에서 가볍게 누른다. 그러면 마비측 둘째 손가락이 접히며 구부러진다(**2**).

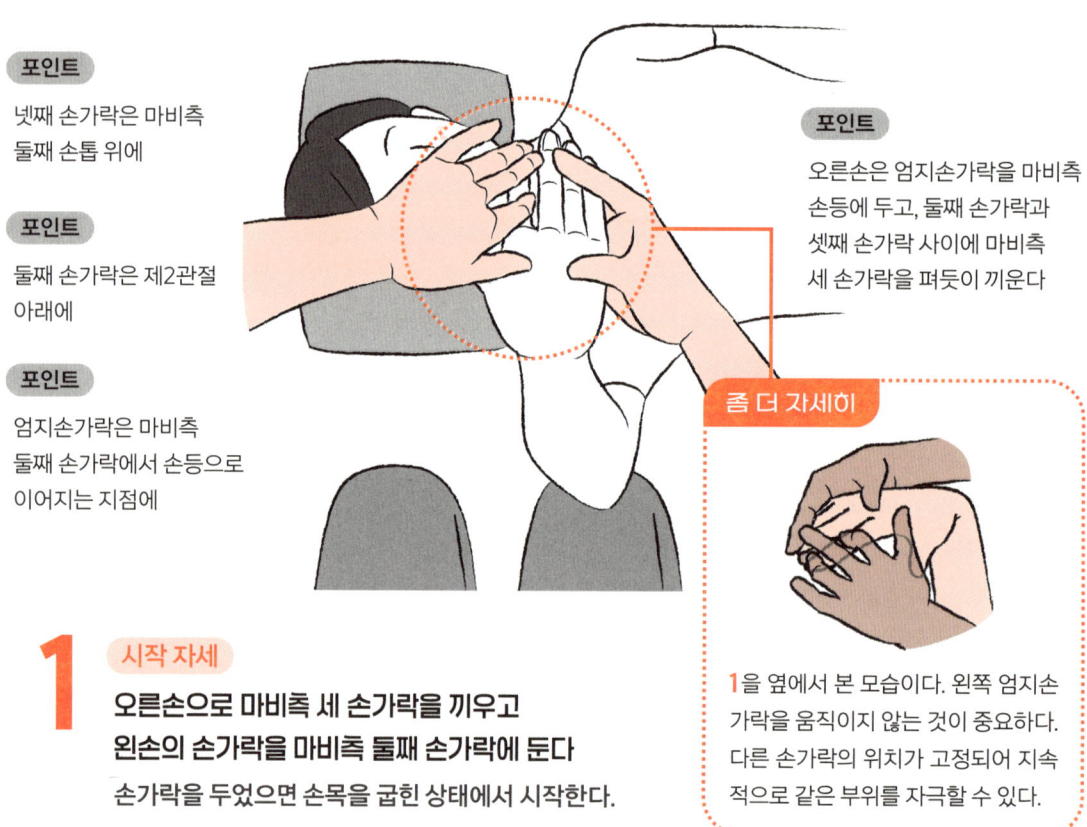

포인트
넷째 손가락은 마비측 둘째 손톱 위에

포인트
둘째 손가락은 제2관절 아래에

포인트
엄지손가락은 마비측 둘째 손가락에서 손등으로 이어지는 지점에

포인트
오른손은 엄지손가락을 마비측 손등에 두고, 둘째 손가락과 셋째 손가락 사이에 마비측 세 손가락을 펴듯이 끼운다

좀 더 자세히

1 을 옆에서 본 모습이다. 왼쪽 엄지손가락을 움직이지 않는 것이 중요하다. 다른 손가락의 위치가 고정되어 지속적으로 같은 부위를 자극할 수 있다.

1 **시작 자세**
오른손으로 마비측 세 손가락을 끼우고 왼손의 손가락을 마비측 둘째 손가락에 둔다
손가락을 두었으면 손목을 굽힌 상태에서 시작한다.

2 왼손의 넷째 손가락으로 마비측 둘째 손가락을 누른다

"손가락을 펴세요."라고 말하며 왼손의 넷째 손가락으로 마비측 둘째 손가락의 손톱 위를 가볍게 눌러 구부린다.

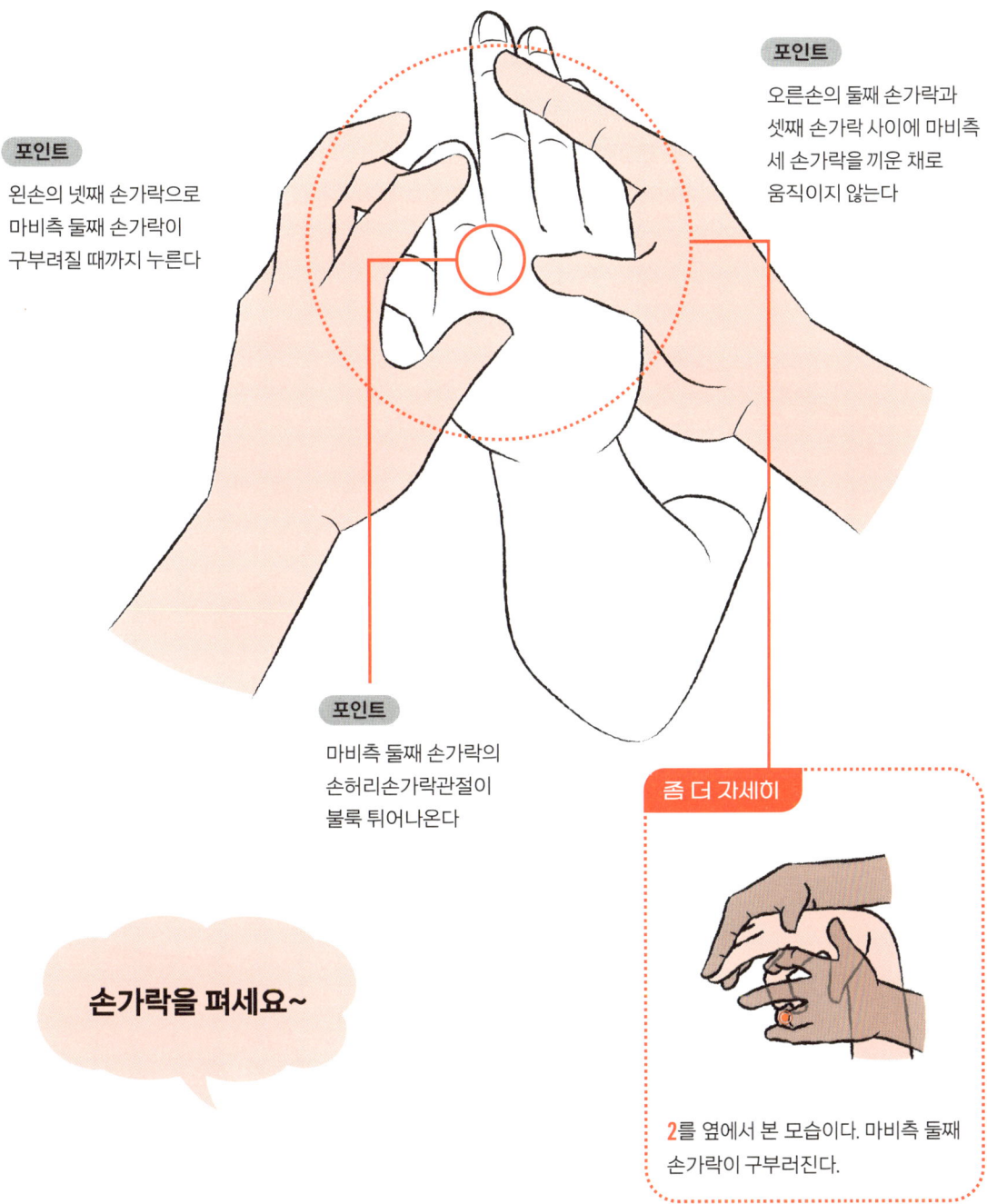

포인트
왼손의 넷째 손가락으로 마비측 둘째 손가락이 구부려질 때까지 누른다

포인트
오른손의 둘째 손가락과 셋째 손가락 사이에 마비측 세 손가락을 끼운 채로 움직이지 않는다

포인트
마비측 둘째 손가락의 손허리손가락관절이 불룩 튀어나온다

좀 더 자세히
2를 옆에서 본 모습이다. 마비측 둘째 손가락이 구부러진다.

손가락을 펴세요~

기호 설명 ● 민다·누른다   두드린다   문지른다·미끄러뜨린다   움직인다   돌린다

※ 특별한 경우가 아니면 환자의 마비측 손과 보호자가 도움을 주는 손은 서로 반대가 된다.

제2관절의 아래를 누르며 둘째 손가락을 펴게 한다

마비측 둘째 손가락의 손허리손가락관절이 불룩 튀어나왔다면 둘째 손가락으로 제2관절의 아래를 비스듬히 앞쪽으로 누르고, 마비측 둘째 손가락을 펴게 한다(**3**).

마비측 손가락이 최대한으로 펴졌다면(**4**), **2**로 돌아가 이 운동을 반복한다.

3 왼손의 둘째 손가락으로 제2관절 아래를 누른다
"펴세요."라고 말하며 마비측 둘째 손가락 제2관절의 아래를 누른다.

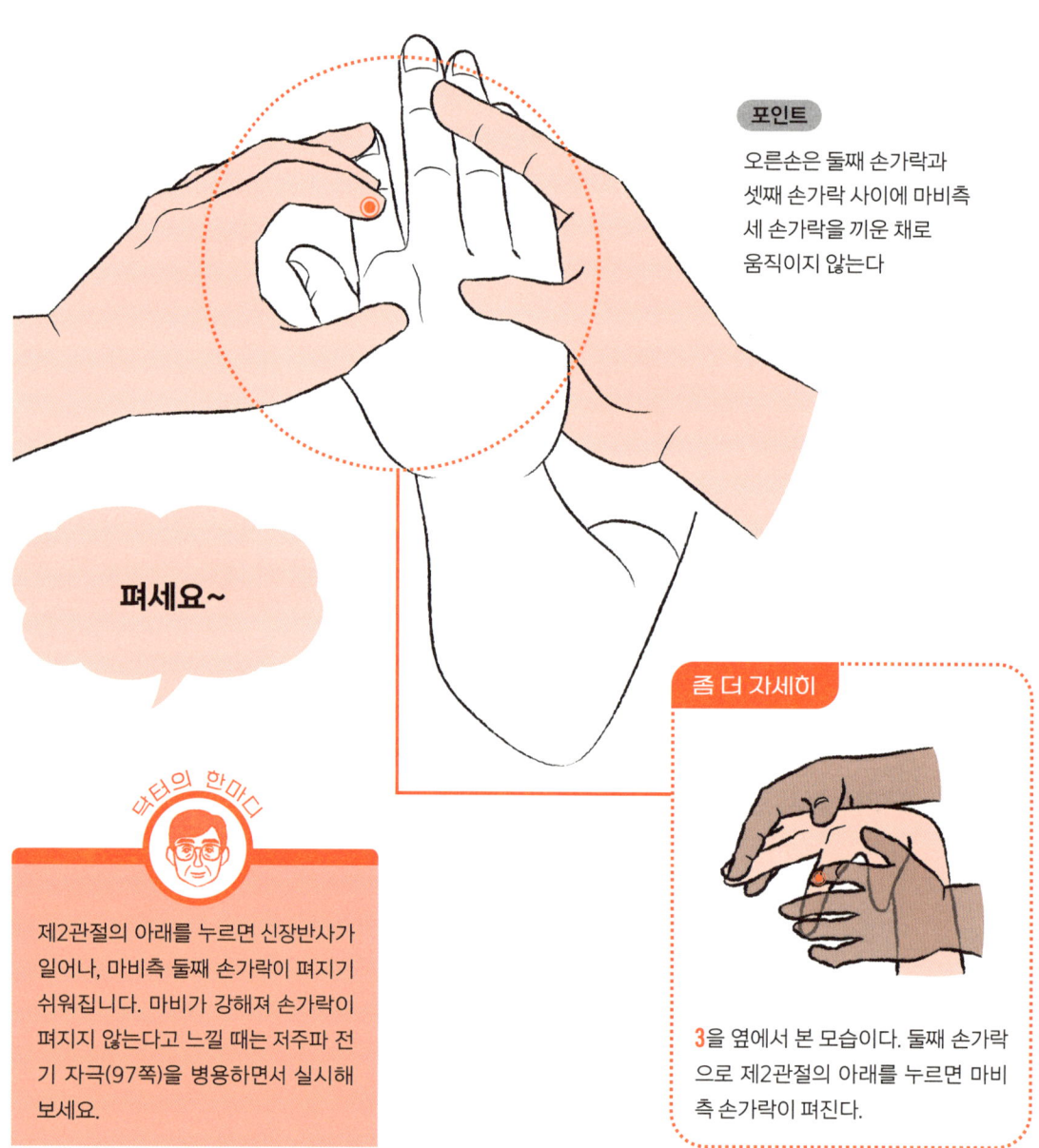

포인트
오른손은 둘째 손가락과 셋째 손가락 사이에 마비측 세 손가락을 끼운 채로 움직이지 않는다

펴세요~

닥터의 한마디
제2관절의 아래를 누르면 신장반사가 일어나, 마비측 둘째 손가락이 펴지기 쉬워집니다. 마비가 강해져 손가락이 펴지지 않는다고 느낄 때는 저주파 전기 자극(97쪽)을 병용하면서 실시해 보세요.

좀 더 자세히
3을 옆에서 본 모습이다. 둘째 손가락으로 제2관절의 아래를 누르면 마비측 손가락이 펴진다.

4 마비측 둘째 손가락을 최대한 펴게 한다
마비측 둘째 손가락의 제2관절 아래를 눌러 최대한 펴지게 한다.

포인트
왼손의 넷째 손가락은 마비측 둘째 손가락의 손톱 위에 둔 채로

포인트
오른손은 둘째 손가락과 셋째 손가락 사이에 마비측 세 손가락을 끼운 채로 움직이지 않는다

포인트
다른 손가락에 힘이 들어가면 긴장이 심해진다. 바로 힘을 빼도록 지시한다

좀 더 자세히
4를 옆에서 본 모습이다. 마비측 둘째 손가락을 높이 들어 올리며 편다.

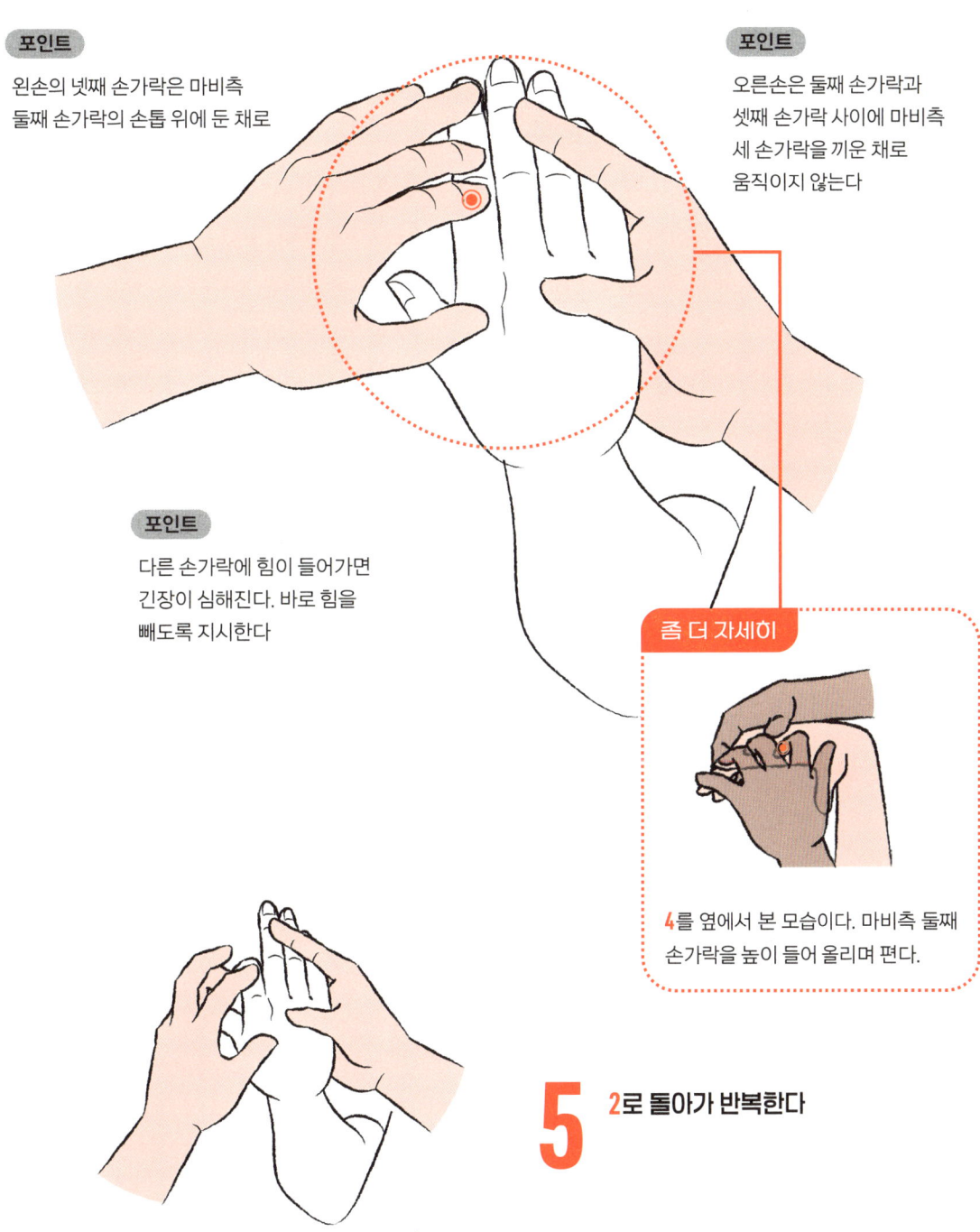

5 2로 돌아가 반복한다

기호 설명 ● 민다·누른다 ✋ 두드린다 ↑ 문지른다·미끄러뜨린다 ↑ 움직인다 ↻ 돌린다

> 트레이닝

⑲ 손가락 : 가운뎃손가락만 펴기

가운뎃손가락을 빠르게 구부린다

'가운뎃손가락의 폄'을 촉진하고 가운뎃손가락만 굽히고 펴는 것을 목표로 한다.

보호자는 마비측에 앉아 자신의 오른쪽 무릎 위에 마비측 팔을 올리고 마비측 손목을 손바닥 쪽으로 구부린다.

오른손의 엄지손가락을 마비측 손등에 두고, 둘째 손가락과 셋째 손가락 사이에서 마비측 넷째 손가락과 다섯째 손가락을 끼운다.

왼손은 둘째 손가락과 셋째 손가락 사이에 마비측 둘째 손가락을 끼우고, 엄지손가락을 마비측 셋째 손가락이 이어지는 손등에, 넷째 손가락을 손톱 위에 둔다. 보호자의 오른쪽 셋째 손가락·다섯째 손가락은 뗀다(**1**).

"가운뎃손가락을 펴세요."라고 말하며 왼손의 넷째 손가락으로 마비측 가운뎃손가락을 손톱 위에서 빠르게 누르면 마비측 가운뎃손가락이 구부러진다(**2**).

> **포인트**
> 왼손의 둘째 손가락과 셋째 손가락 사이에 마비측 둘째 손가락을 끼운다

> **포인트**
> 왼손의 엄지손가락은 마비측 셋째 손가락의 연장선상에

> **포인트**
> 오른손은 엄지손가락을 마비측 손등에 두고, 둘째 손가락과 셋째 손가락 사이에 마비측 넷째 손가락, 다섯째 손가락을 펴듯이 끼운다

1 시작 자세

왼손으로 마비측 두 손가락을, 왼손으로 마비측 둘째 손가락을 끼운다.

왼쪽 손가락을 마비측 셋째 손가락에 둔다.
손가락을 두고 손목을 구부린 상태에서 시작한다.

> **좀 더 자세히**
>
>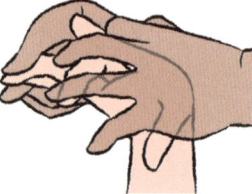
>
> **1**을 사선 방향에서 본 모습이다. 둘째 손가락과 셋째 손가락 사이에 마비측 넷째 손가락, 다섯째 손가락을 끼워 고정하고, 셋째 손가락만 움직이도록 한다.

2. 왼쪽 넷째 손가락으로 마비측 가운뎃손가락을 구부린다

"가운뎃손가락을 펴세요."라고 말하며, 마비측 가운뎃손가락을 손톱 위에서 왼쪽 넷째 손가락으로 빠르게 구부린다.

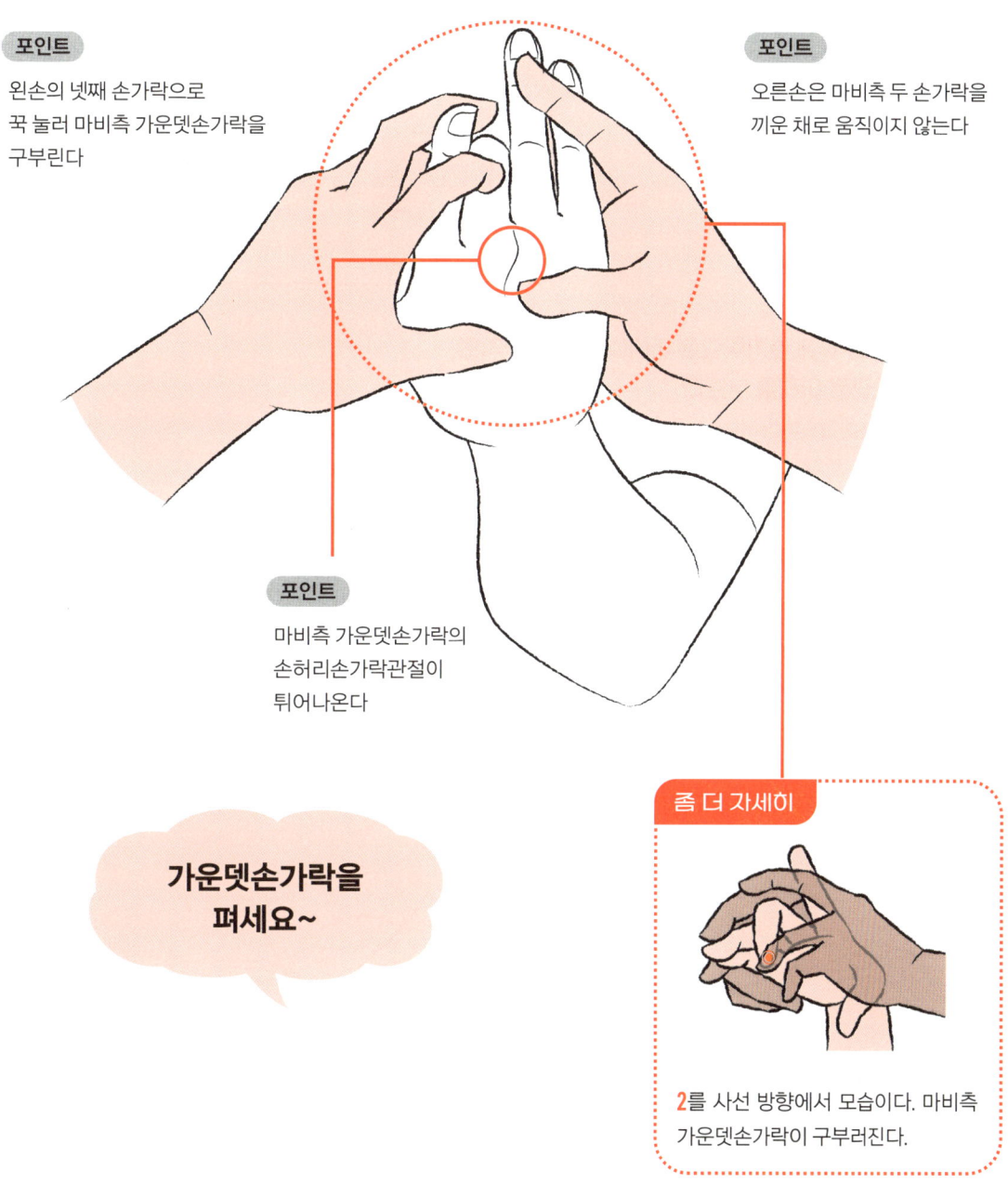

포인트
왼손의 넷째 손가락으로 꾹 눌러 마비측 가운뎃손가락을 구부린다

포인트
오른손은 마비측 두 손가락을 끼운 채로 움직이지 않는다

포인트
마비측 가운뎃손가락의 손허리손가락관절이 튀어나온다

가운뎃손가락을 펴세요~

좀 더 자세히
2를 사선 방향에서 모습이다. 마비측 가운뎃손가락이 구부러진다.

기호 설명 ◉ 민다·누른다   ✋ 두드린다   ↑ 문지른다·미끄러뜨린다   ↑ 움직인다   ↻ 돌린다

※ 특별한 경우가 아니면 환자의 마비측 손과 보호자가 도움을 주는 손은 서로 반대가 된다.

제2관절 아래를 눌러 가운뎃손가락을 펴게 한다

마비측 셋째 손가락의 손허리손가락관절이 튀어나오면 둘째 손가락으로 제2관절 아래를 눌러 마비측 셋째 손가락을 펴도록 한다(3).

마비측 셋째 손가락이 최대한 펴졌으면(4), 2로 돌아가 이 운동을 반복한다

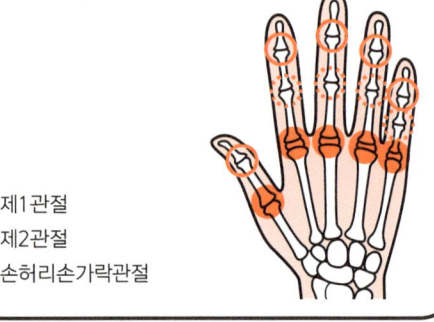

손가락 관절

이 책에서는 손끝부터 차례로 '제1관절', '제2관절', '손허리손가락관절(뿌리 부분)'이라고 부르기로 한다. 따라서 엄지손가락의 관절은 '제1관절'과 '손허리손가락관절'로 구성된다.

○ 제1관절
◌ 제2관절
● 손허리손가락관절

3 왼손의 둘째 손가락으로 마비측 셋째 손가락의 제2관절 아래를 누른다

"펴세요."라고 말하면서 왼쪽 둘째 손가락으로 마비측 셋째 손가락의 제2관절 아래를 누른다.

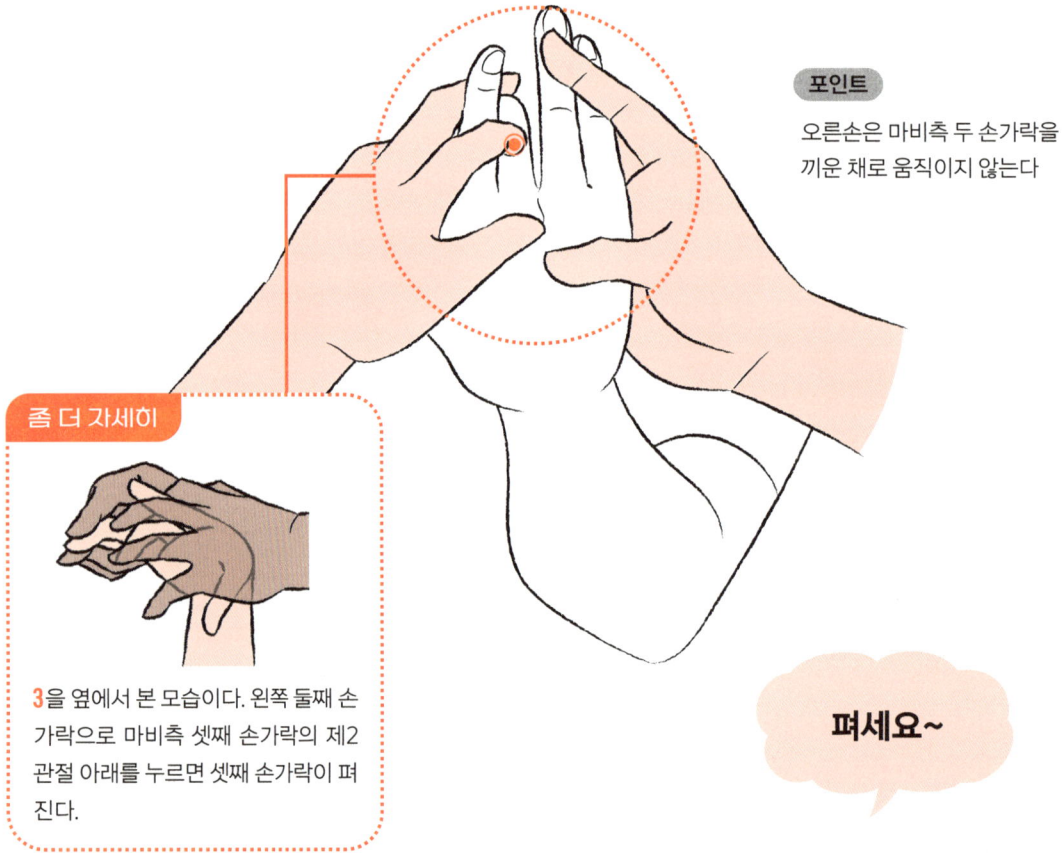

포인트
오른손은 마비측 두 손가락을 끼운 채로 움직이지 않는다

좀 더 자세히

3을 옆에서 본 모습이다. 왼쪽 둘째 손가락으로 마비측 셋째 손가락의 제2관절 아래를 누르면 셋째 손가락이 펴진다.

펴세요~

4 마비측 셋째 손가락을 최대한 펴게 한다

마비측 셋째 손가락의 제2관절을 눌러 최대한으로 펴게 한다.

포인트
왼손의 넷째 손가락은 마비측 셋째 손가락의 손톱 위에 둔 채로

포인트
오른손은 마비측 두 손가락을 끼운 채로 움직이지 않는다

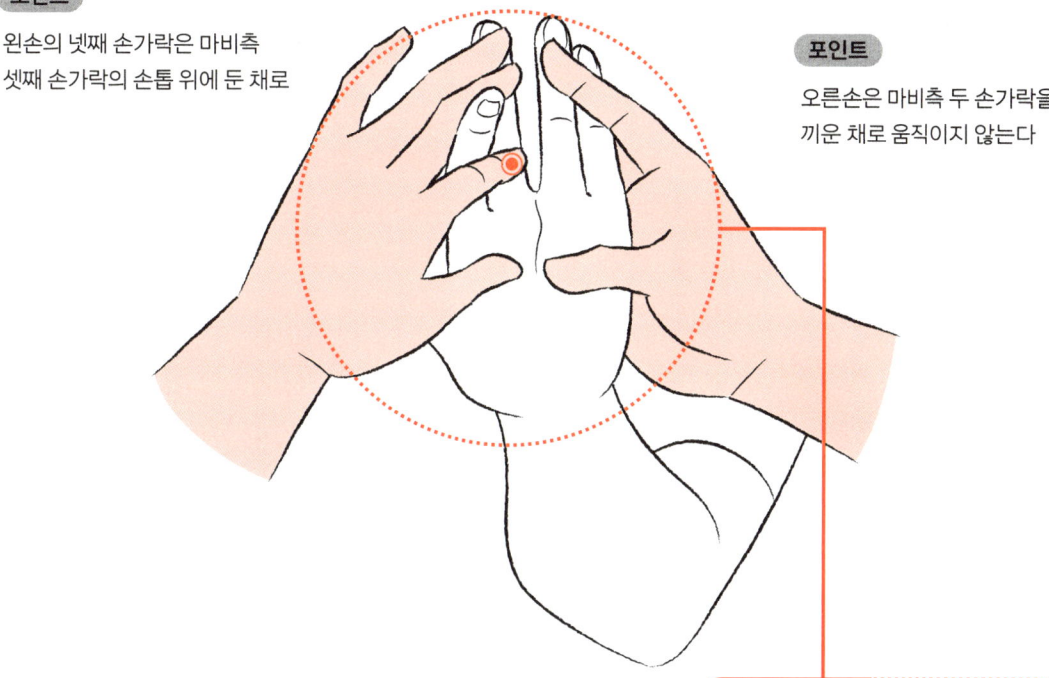

좀 더 자세히

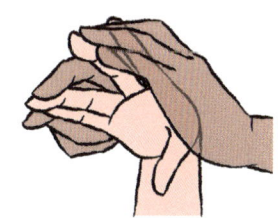

4를 사선 방향에서 본 모습이다. 마비측 셋째 손가락을 높이 들어 올리며 편다.

5 2로 돌아가 반복한다

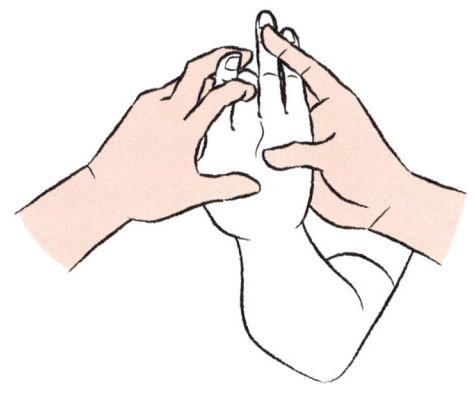

기호 설명 ● 민다·누른다   두드린다 ↑ 문지른다·미끄러뜨린다 ↑ 움직인다 ↻ 돌린다

> 트레이닝

⑳ 손가락 : 각 손가락 구부리고 펴기

셋째 손가락으로 손가락을 문질러 구부린다

천천히라도 손을 오므렸다 펼 수 있을 정도로 손가락이 움직이게 되면 다음 목표는 엄지손가락·둘째 손가락·셋째 손가락을 부드럽게 구부리고 펴는 것이다. '각 손가락의 굽힘·폄'을 촉진한다. 이 트레이닝은 앉은 자세에서 시행한다. 마주 보고 앉아 환자 본인 무릎 위에 마비측 아래팔을 올리게 한다.

마비측 손바닥을 위로 향하게 해서 "엄지손가락을 구부리세요."라고 말하며 왼손의 셋째 손가락의 마비측 엄지손가락의 바닥 면을 문지른다. 동시에 마비측 엄지손가락을 구부리게 한다(**1**).

최대한 굽히게 하면(**2**), 왼손의 둘째 손가락으로 마비측 엄지손가락을 가볍게 눌러 구부린다(**2, 3**).

엄지손가락의 굽힘과 폄

1 시작 자세

마비측 엄지손가락을 제외한 손가락을 누르고, 왼손의 셋째 손가락으로 마비측 손가락을 문지른다

셋째 손가락으로 마비측 엄지손가락의 뿌리부터 손가락 끝을 문지른다.

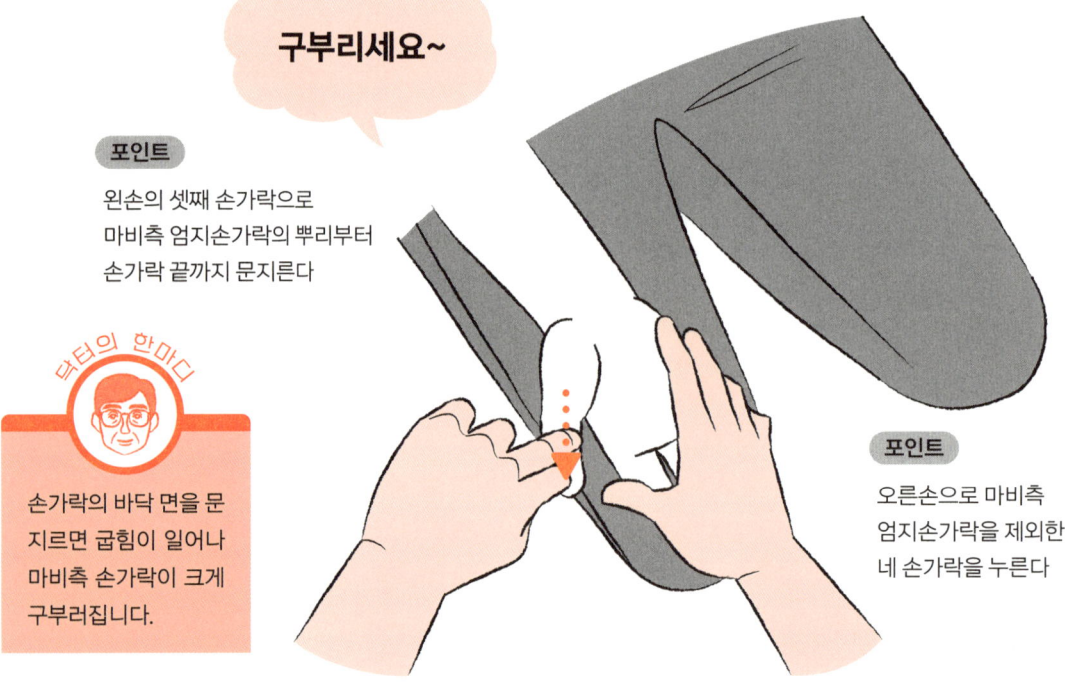

구부리세요~

포인트
왼손의 셋째 손가락으로 마비측 엄지손가락의 뿌리부터 손가락 끝까지 문지른다

닥터의 한마디
손가락의 바닥 면을 문지르면 굽힘이 일어나 마비측 손가락이 크게 구부러집니다.

포인트
오른손으로 마비측 엄지손가락을 제외한 네 손가락을 누른다

2 손가락을 최대한 구부리게 한다

마비측 엄지손가락을 최대한 스스로 구부리게 한다. 마비측 엄지손가락을 제외한 손가락이 굽히기 시작하는 시점에 왼쪽 둘째 손가락으로 마비측 엄지손가락만 눌러 타동적으로 구부린다.

포인트
1과 2에서 왼손의 셋째 손가락과 둘째 손가락의 역할 교환을 부드럽게 실시한다

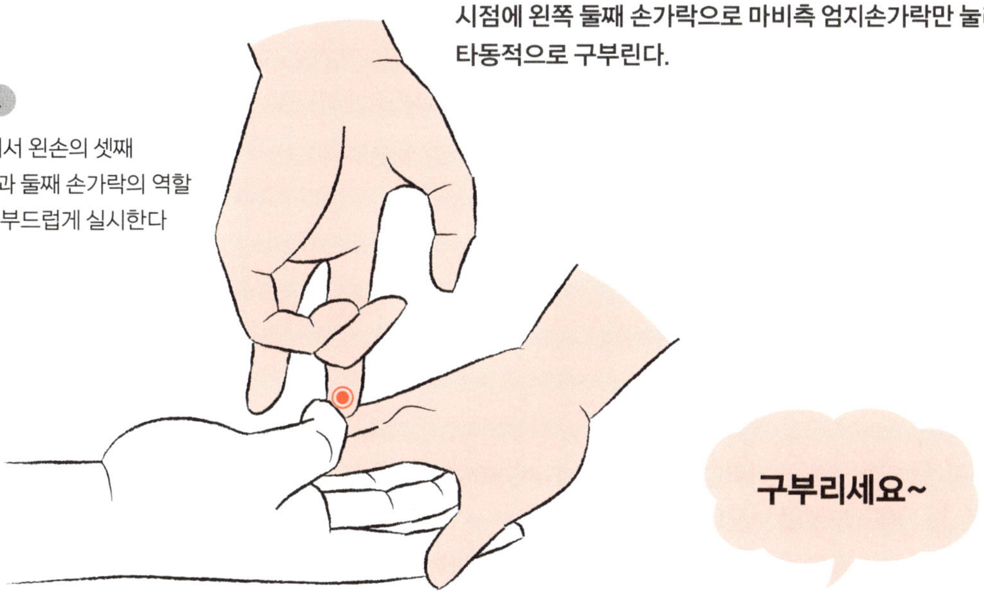

구부리세요~

포인트
마비측 엄지손가락을 제외한 손가락이 굽혀지기 시작하면 엄지손가락을 타동적으로 구부린다

포인트
왼손의 둘째 손가락으로 가볍게 누른다

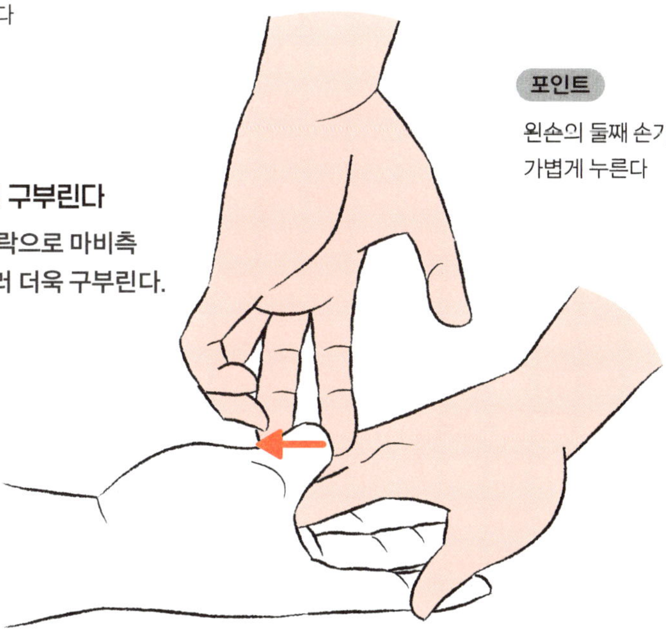

3 둘째 손가락으로 구부린다

왼손의 둘째 손가락으로 마비측 엄지손가락을 눌러 더욱 구부린다.

기호 설명 ● 민다·누른다 ※ 두드린다 ↑ 문지른다·미끄러뜨린다 ↑ 움직인다 ↻ 돌린다

※ 특별한 경우가 아니면 환자의 마비측 손과 보호자가 도움을 주는 손은 서로 반대가 된다.

넷째 손가락으로 뿌리 부분을 눌러 스스로 펴게 한다

이어서 "손가락을 펴세요."라고 말하며 왼손의 넷째 손가락으로 마비측 엄지손가락의 뿌리 부분을 누르고(4), 이것을 신호로 스스로 손가락을 펴게 한다(5). 뿌리 부분을 누르면 폄 운동이 더욱 촉진되어 마비측 엄지손가락을 펴기 쉬워진다. 1로 돌아가 반복한다.

94~95쪽의 둘째 손가락과 셋째 손가락의 트레이닝에 대해서는 '시작 자세'만 바꾸고, '셋째 손가락으로 문지른다' → '둘째 손가락으로 누른다'는 동작은 동일하다. 각 시작 자세와 포인트를 소개하므로 기본 과정은 손가락 트레이닝을 참고하자.

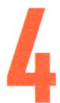
왼쪽 넷째 손가락으로 마비측 엄지손가락의 뿌리 부분을 누른다

"손가락을 펴세요."라고 말하며 왼쪽 넷째 손가락으로 손허리손가락관절(뿌리 부분)을 누른다.

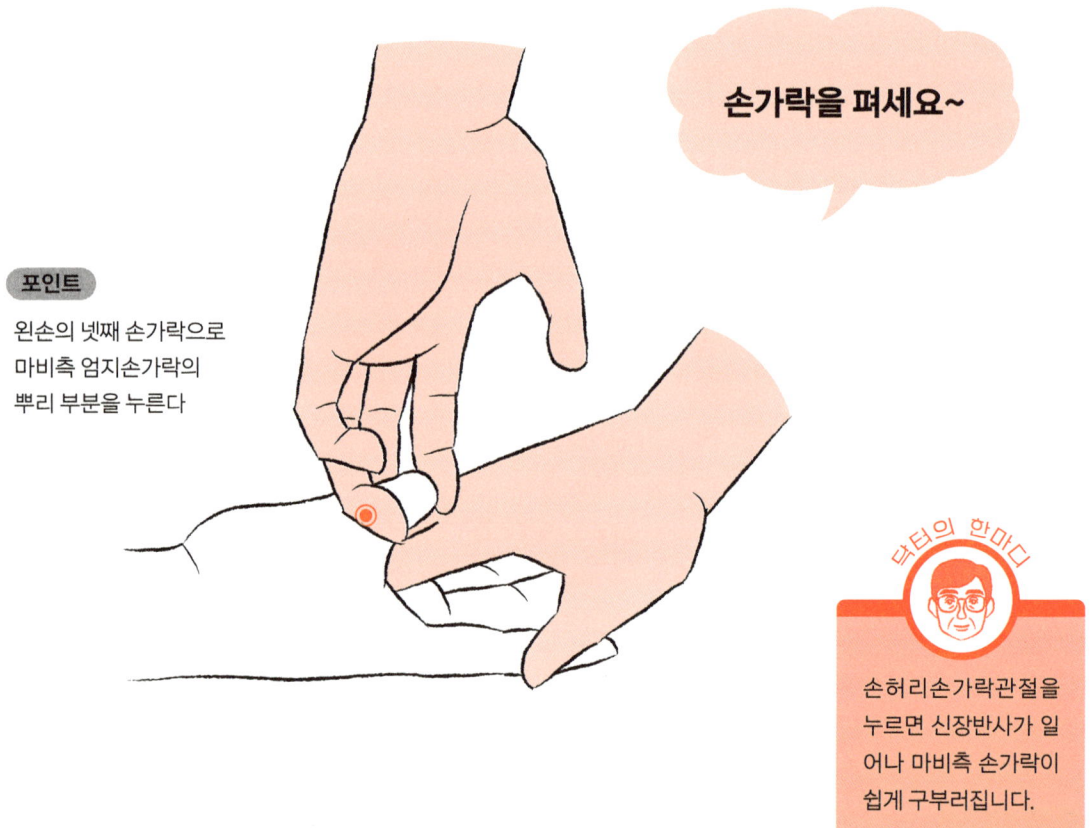

포인트
왼손의 넷째 손가락으로 마비측 엄지손가락의 뿌리 부분을 누른다

손가락을 펴세요~

닥터의 한마디
손허리손가락관절을 누르면 신장반사가 일어나 마비측 손가락이 쉽게 구부러집니다.

5 손가락을 최대한 펴게 한다

보호자의 왼쪽 둘째 손가락을 누르듯이 바깥쪽으로 펴게 한다.

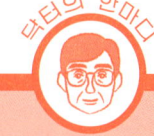

마비가 있으면 '굽힘'보다 '폄' 동작을 하기가 어렵습니다. 마비측 손가락을 펴게 할 때 누르고 있는 손에 경직을 느낀다면 '이 이상은 하지 말라'는 신호입니다. 무리해서 하지 말고 **1**로 돌아가 반복하세요. 둘째 손가락을 예로 들면 그림의 각도처럼 펴지는 정도면 됩니다.

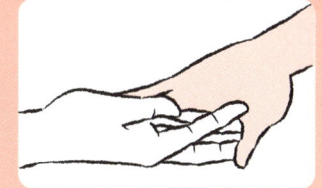

포인트
왼손의 둘째 손가락은 마비측 엄지손가락의 손톱에 댄다

포인트
마비측 손가락이 펴지기 시작하면 왼손의 넷째 손가락은 폄 운동을 방해하지 않을 정도로 손톱을 댄다

펴세요~

포인트
둘째 손가락과 넷째 손가락만 마비측 엄지손가락에 댄다

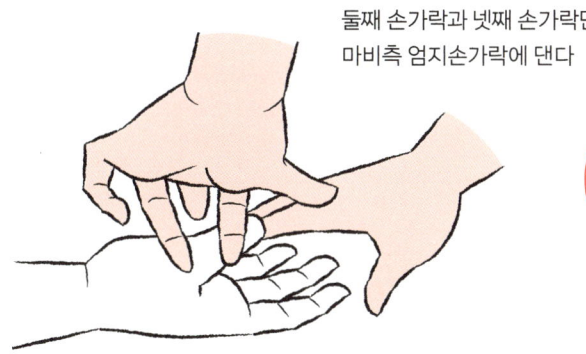

6 손가락을 폈다면 1로 돌아가 반복한다

손가락을 폈을 때 보호자의 손가락은 왼손의 둘째 손가락과 넷째 손가락만 마비측 엄지손가락에 댄다.

기호 설명　● 민다·누른다　✋ 두드린다　↥ 문지른다·미끄러뜨린다　↑ 움직인다　↻ 돌린다

93

둘째 손가락의 굽힘과 폄

1 시작 자세
마비측 셋째 손가락·넷째 손가락·다섯째 손가락을 누른다
왼손의 셋째 손가락으로 마비측 둘째 손가락의 뿌리 부분부터 손가락 끝을 강하게 문지른다.

포인트
오른손으로 마비측 셋째 손가락·넷째 손가락·다섯째 손가락을 누른다

구부리세요~

2 다른 손가락에 힘이 들어가기 시작하고, 마비측 둘째 손가락의 움직임이 멈춘다면 왼손의 둘째 손가락으로 누른다

포인트
왼손의 둘째 손가락으로 마비측 둘째 손가락의 손톱을 눌러 구부린다

3 넷째 손가락을 뿌리 부분을 누른다

포인트
마비측 손가락이 펴지기 시작하면 왼쪽 둘째 손가락은 폄 운동을 방해하지 않도록 대고만 있는다

포인트
왼손의 넷째 손가락으로 뿌리 부분을 누른다

펴세요~

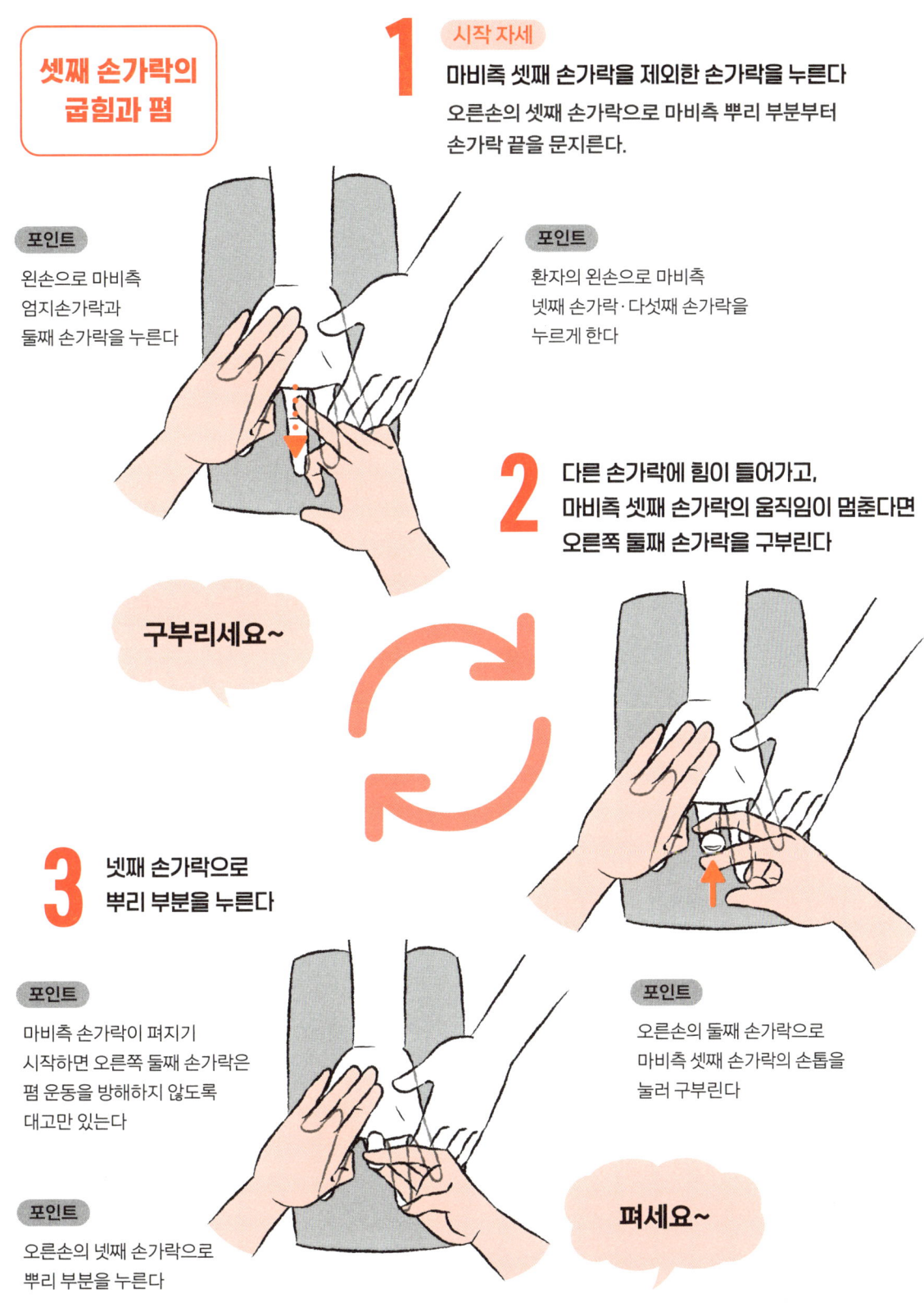

가정에서 할 수 있는 다른 방법

이 책에서 소개한 트레이닝 이외에도 뇌졸중 편마비 환자의 재활에 도움되는 방법을 소개합니다. 한 번 해보세요.

스펀지 잡았다 놓기

마비측 손가락을 조금 움직일 수 있게 되었다면 '스펀지 잡았다 놓기'를 추천한다. 딱딱한 물건을 잡으려고 하면 힘이 들어가고 경직이 강해진다. 하지만 스펀지는 부드럽고 꽉 잡을 필요가 없어서 힘이 많이 들어가지 않는다.

방법: 건조한 스펀지를 가볍게 쥐고 크게 놓는다. 이 동작을 반복한다. 스펀지를 놓을 때는 손가락을 크게 편다. 마비가 있을 때는 이 '놓는다'는 동작이 중요하므로 평소에 이 운동을 자주 하도록 한다.

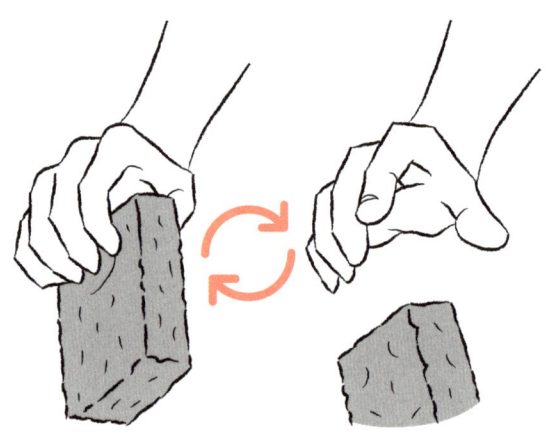

손가락 세기 1·2·3·4·5

'손가락 전체를 구부리고 펴는 동작이 운동이 된다'고 생각하기 쉽지만, 손가락을 구부릴 수 있는 분에게는 추천하지 않는다. 재활의 최종 목표는 각 손가락을 구부리는 것이므로 모든 손가락을 동시에 구부리는 동작은 오히려 역효과를 낳는다. 손가락 하나하나를 구부리는 '손가락 세기 1·2·3·4·5' 운동을 하자.

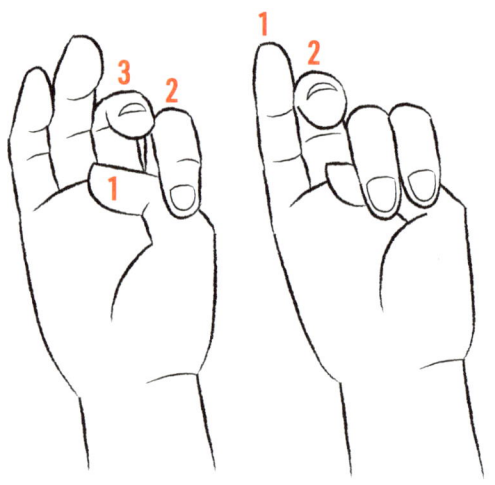

방법: 엄지손가락부터 '1·2·3…' 하고 다섯째 손가락까지 모두 접었다면 이번에는 다섯째 손가락부터 손가락을 펴는 운동을 반복한다. 다섯째 손가락부터 펴는 것이 어려우면 마비가 없는 측 손으로 도와 다섯째 손가락부터 차례로 편다. 재활 효과를 높이는 방법으로 추천한다.

트레이닝 전 진동 자극

가정용 전동 마사지기를 마비측에 대면 신경회로가 자극되어 움직이기 쉬워진다. 트레이닝 전에 실시한다. 강한 자극을 주어 마비를 경감시키는 처치를 '경직을 완화한다'라고 한다. 트레이닝 전에 하면 마비측 팔을 비교적 쉽게 움직일 수 있으므로 신경회로의 회복·강화로 이어진다. 대는 부위는 뼈만 아니면 어디든 좋고 위팔 전체에 5분 정도면 충분하다. 그림2처럼 편 상태에서 하면 감각장애나 운동실조에 효과적이다.

그림1
마비측 아래팔의 뒤쪽, 팔꿈치 주위에 댄 다음 앞뒤로 움직인다. 그러면 손가락을 펴는 근육이 자극되어 마비측 손가락이 펴진다.

그림2
마비측 아래팔의 앞쪽 팔꿈치 주위에 대고 2~3분간 실시한다. 그러면 손바닥을 바닥쪽으로 구부리는 근육의 긴장이 이완되어 마비측 손가락이 차츰 벌어진다.

저주파 전기 자극

트레이닝 후, 가정용 저주파 치료기를 사용해 가벼운 근수축을 일으키면 대뇌로부터 받은 명령에 반응하기 쉬워져 마비측 팔이 움직이기 쉬워진다. 전기 자극의 접속 시간이 긴 모드를 선택한다. 전기 자극의 세기는 근수축이 조금 생기는 정도로 한다. 전기 자극이 온 타이밍에 움직이면 마비가 경감된다. 패드를 붙이는 부위는 어깨를 앞으로 올리는 운동(트레이닝 ⑤⑥⑦)에서는 세모근의 앞면(그림3), 팔꿈치를 펴는 운동(트레이닝 ⑧)에서는 위팔세갈래근(그림4), 손가락을 펴는 운동(트레이닝 ⑪~⑳)에서는 폄근이 있는 아래팔의 뒤쪽(그림5)이다. 전기 자극을 병용하면서 10~15분 동안 트레이닝을 하루에 여러 번 시행한다.

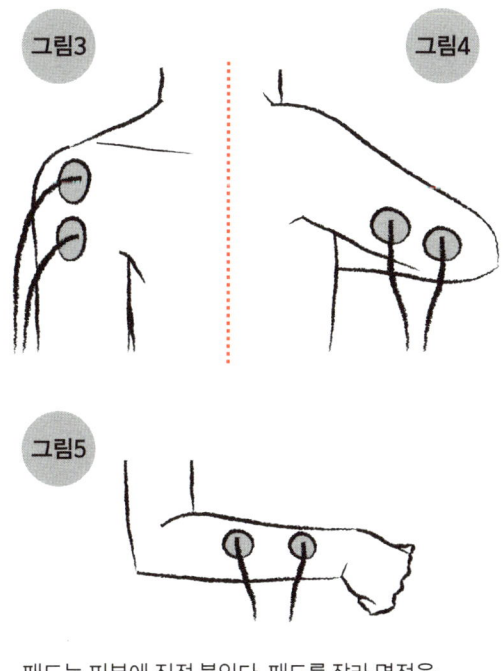

패드는 피부에 직접 붙인다. 패드를 잘라 면적을 작게 하면 근육에 주는 자극이 강해진다. 전류는 통증을 느끼지 않을 정도로 조절하자.

끝마치며

최근 뇌과학의 진보로 신경세포가 파괴되더라도 살아남은 신경세포가 역할을 대신하는 능력인 '가소성'이 있다는 사실이 밝혀졌습니다. 마비된 팔다리의 운동을 개선하기 위해서는 뇌 가소성을 살려 신경회로에 새로운 역할을 분담시키거나 신경회로를 강화하기 위해 마비된 팔다리의 움직임을 반복하는 것이 필요합니다. 그러나 최선의 치료를 했다고 해서 극적으로 마비가 개선된다고는 할 수 없으므로 유연한 대응이 필요합니다.

뇌졸중 발병 후에 중요한 것은 즐겁고 인간다운 삶을 되찾는 것입니다. 마비된 손발을 일상생활에 유용한 움직임으로 만들면 생활의 질이 개선될 뿐만 아니라 의욕적인 훈련에도 도움이 됩니다. 환자분들이 일상생활을 조금이라도 편하게 할 수 있도록 도와드리고 싶습니다.

마비를 개선하려면 우선 우세손을 바꿔 일상생활에서의 불편함을 덜고, 보조기구나 지팡이를 사용해 안정적이고 원활한 보행을 통해 활동 범위를 넓혀가야 합니다. 보조기구나 지팡이를 이용하지 않는 재활은 의미가 없습니다.

현재의 의료·복지 체제에서는 마비 같은 뇌졸중 후유증의 개선이 인정되는 시기는 수개월에서 길게는 6개월로, 그 이후는 마비의 회복을 기대할 수 없다고 봅니다. 가능한 한 조기 일상생활이나 보행 자립, 재택 복귀를 목표로 하고, 발병 후 수개월에서 반년을 회복기 재활 대상으로 봅니다. 그 이후에는 의료적이거나 재활보다는 유지를 목적으로 하며 의료보험에서는 유지기 재활을 제공합니다. 따라서 회복기 재활 치료를 마치고 유지기에 들어선 환자의 마비 개선을 목표로 한 치료는 충분하지 않은 실정이며, 마비된 상지의 개선을 목표로 하는 치료는 거의 이루어지지 않고 있다고 봐도 과언이 아닙니다. 하지만 더디긴 해도 촉통반복요법에 관심을 가지고 교육을 듣고 싶어 하는 작업치료사와 물리치료사가 늘고 있습니다. 환자에게 '이 책에 나온 방법으로 관절 운동을 해보시겠어요?'라고 제안하는 것도 좋은 방법일 수 있습니다.

이 책에서 소개한 촉통반복요법은 먼저 마비된 손발을 치료자(가족)가 능숙하게 조절하여 환자가 의도한 대로 움직임을 줌으로써, 뇌졸중으로 손상된 신경회로의 역할을 대신하는 신경회로를 찾을 수 있습니다. 그런 다음 그 운동을 반복하면 기능 회복에 필요한 신경회로를 강화할 수 있습니다. 예를 들어 환자는 둘째 손가락만 펴고 싶은데 다른 손가락도 같이 펴지는 경우, 이때 보호자가 둘째 손가락을 빠르게 구부린 직후에 '둘째 손가락을 펴세요'라고 지시하면 환자는 둘째 손가락만 펼 수 있게 됩니다. 또한, 손가락을 반복해서 움직이게 하면 부종을 제거하여 전보다 손가락을 편하게 움직일 수 있게 됩니다.

팔꿈치나 손가락이 구부러진다면, 다음으로는 손가락과 팔꿈치를 펴는 노력이 필요합니다. 예를 들어 30kg을 들 수 있는 악력이 있어도 손가락이 펴지지 않으면 손으로 물건을 잡을 수 없지만, 1kg을 들 수 있는 악력이라도 손가락이 펴지면 물건을 잡을 수 있습니다. 마찬가지로 팔꿈치를 구부려 40kg을 버틸 수 있다 하더라도, 팔꿈치가 펴지지 않으면 움직임을 조절할 수 없습니다. 먼저 힘보다는 할 수 있는 동작을 늘리고, 그런 다음 힘을 키우는 것이 올바른 순서입니다. 생각한 대로 움직임이 가능하고, 근력도 어느 정도 키웠다면, 저주파 전기 자극을 이용해 속도를 높입니다.

가정에서 보호자가 제대로 된 방법으로 트레이닝을 실시했는데도 마비측의 움직임이 일어나지 않을 경우, 이때 만약 보호자가 강하게 힘을 주어 억지로 하게 되면 통증이나 불쾌감을 일으켜 트레이닝에 대한 공포감을 낳게 됩니다. 환자가 통증이나 불쾌감을 호소한다면 마비측 팔 운동에 좋지 않은 영향을 미치므로 절대로 통증이 발생하게 해서는 안 됩니다. 보호자가 제대로 된 방법으로 트레이닝을 실시했는데도 움직임이 개선되지 않는다면 대뇌의 신경회로가 크게 손상되었거나 대뇌에서 척수, 근육으로 흥분을 전달하는 신경회로의 흥분 정도가 낮아서일 수도 있습니다. 저주파 전기 자극이나 전동 마사지기는 대뇌의 흥분이 목적 근육에 수축을 일으키도록 도와주므로 이러한 가정용 기구를 함께 사용하는 것도 좋습니다. 단, 환자가 통증을 느끼지 않는 범위에서 사용하기 바랍니다.

마비측 팔을 따뜻하게 하면 근육의 경직을 감소시켜 움직임이 편해집니다. 트레이닝을 하기 전에 따뜻한 물에 손발을 5~10분간 담그거나, 따뜻한 물수건으로 데워주면 도움이 될 것입니다.

환자마다 마비의 정도나 겪는 어려움은 다르겠지만, 가장 큰 도움이 될 법한 훈련의 우선순위를 생각해 봤습니다. 손의 마비를 개선하기 위해서는 다음과 같은 움직임을 목표로 삼아야 합니다.

(1) 엄지손가락과 집게손가락 사이에 물건을 끼우는 움직임, 그런 다음 엄지손가락을 펴서 이 두 손가락 사이에 공간을 만드는 움직임이 필요합니다. 이 동작이 가능해진다면 약봉지를 잡고 가위로 자르거나, 겉옷의 단추를 잠글 때 한쪽을 고정할 수 있습니다.

(2) 엄지손가락과 집게손가락 끝으로 물건을 집는 움직임, 즉 엄지와 둘째 손가락의 끝을 맞대어 동그라미를 만드는 움직임이 필요합니다.

(3) 손의 위치를 조절하기 위해서는 손바닥을 위로 향하거나 아래로 향할 수 있어야 합니다. 어깨와 팔꿈치의 기능이 어느 정도 있으면 세안이나 컵으로 물을 마실 수 있습니다.

매일 가족끼리만 훈련하다 보면 마비측 팔의 움직임이 좋아졌는데도 깨닫지 못하는 경우가 있습니다. 수개월에 한 번씩이라도 좋으니 반드시 작업치료사나 물리치료사에게 정기적으로 평가를 받기 바랍니다. 전문가의 조언과 객관적인 평가는 가족에게 큰 도움이 될 뿐만 아니라 치료 방법의 개선으로 이어질 것입니다.

이 책이 손발의 마비를 조금이라도 회복시켜, 그 불편함을 어떻게든 해결하고자 노력하는 분들에게 도움이 되기를 바랍니다.

가와히라 가즈미

옮긴이 장하나

대학에서 법학과 물리치료학을 전공하고 현재 엔터스코리아에서 일본어 번역에 힘쓰고 있다.
역서로는《경락 경혈 치료 교과서》《불로장수 절대원칙 82》《바른자세 홈필라테스 92》《말초혈관을 단련하면 혈압이 쑥 내려간다》《과자 중독에서 벗어나는 방법》《강한 근육 일러스트 테크닉》《인간 실격》《사양》《달려라 메로스》《세계사를 뒤바꾼 가짜뉴스》《타고난 운을 바꿔드립니다》《태양빛을 먹고 사는 지구에서 살아남으려고 눈을 진화시켰습니다》등이 있다.

뇌졸중 손·팔 재활 교과서
누우면 죽고 움직이면 산다

1판 1쇄 펴낸 날 2025년 8월 12일

감수 가와히라 가즈미
옮긴이 장하나
주간 안채원
편집 윤대호, 채선희, 윤성하, 장서진
디자인 김수인, 이예은
마케팅 함정윤, 김희진

펴낸이 박윤태
펴낸곳 보누스
등록 2001년 8월 17일 제313-2002-179호
주소 서울시 마포구 동교로12안길 31 보누스 4층
전화 02-333-3114
팩스 02-3143-3254
이메일 bonus@bonusbook.co.kr
인스타그램 @bonusbook_publishing

ISBN 978-89-6494-754-8 03510

• 책값은 뒤표지에 있습니다.